J. F. Hönig Maxillomandibuläre Umstellungsosteotomien

Johannes Franz Hönig

Maxillomandibuläre Umstellungsosteotomien

Mit 113 überwiegend farbigen Abbildungen

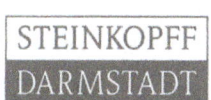

Prof. Dr. Dr. med. Johannes Franz Hönig
Facharzt für Gesichtschirurgie und plastische Operationen
Klinikum der Georg-August-Universität Göttingen
Robert-Koch-Strasse 40
D-37075 Göttingen

Additional material to this book can be downloded from http://extras.springer.com.

ISBN 978-3-642-63284-6   ISBN 978-3-642-57522-8 (eBook)
DOI 10.1007/978-3-642-57522-8

Die Deutsche Bibliothek – CIP-Einheitsaufnahme
Ein Titeldatensatz für diese Publikation ist bei
Der Deutschen Bibliothek erhältlich.

Dieses Werk ist urheberrechtlich geschützt. Die dadurch begründeten Rechte, insbesondere die der Übersetzung, des Nachdrucks, des Vortrags, der Entnahme von Abbildungen und Tabellen, der Funksendung, der Mikroverfilmung oder der Vervielfältigung auf anderen Wegen und der Speicherung in Datenverarbeitungsanlagen, bleiben, auch bei nur auszugsweiser Verwertung, vorbehalten. Eine Vervielfältigung dieses Werkes oder von Teilen dieses Werkes ist auch im Einzelfall nur in den Grenzen der gesetzlichen Bestimmungen des Urheberrechtsgesetzes der Bundesrepublik Deutschland vom 9. September 1965 in der jeweils geltenden Fassung zulässig. Sie ist grundsätzlich vergütungspflichtig. Zuwiderhandlungen unterliegen den Strafbestimmungen des Urheberrechtsgesetzes.

http://www.steinkopff.springer.de
© Springer-Verlag Berlin Heidelberg 2002
Ursprünglich erschienen bei Steinkopff Verlag Darmstadt 2002

Die Wiedergabe von Gebrauchsnamen, Handelsnamen, Warenbezeichnungen usw. in diesem Werk berechtigt auch ohne besondere Kennzeichnung nicht zu der Annahme, dass solche Namen im Sinne der Warenzeichen- und Markenschutz-Gesetzgebung als frei zu betrachten wären und daher von jedermann benutzt werden dürften.

Produkthaftung: Für Angaben über Dosierungsanweisungen und Applikationsformen kann vom Verlag keine Gewähr übernommen werden. Derartige Angaben müssen vom jeweiligen Anwender im Einzelfall anhand anderer Literaturstellen auf ihre Richtigkeit überprüft werden.

Herstellung: K. Schwind
Zeichnungen: Cornelia Kaubisch, Göttingen
Umschlaggestaltung: Erich Kirchner, Heidelberg und J. F. Hönig, Göttingen
Satz: K+V Fotosatz GmbH, Beerfelden

SPIN 10778574   105/7231-5 4 3 2 1 0 – Gedruckt auf säurefreiem Papier

Den Patienten –
und der Sorgfalt zukünftiger Chirurgen gewidmet

Vorwort

Fortschritte bei der Therapie skelettaler Dysgnathien sind häufig nur durch intensive enge interdisziplinäre Zusammenarbeit zu erzielen und erfordern ein hohes Maß an Selbstdisziplin, Sorgfalt, Teamgeist und Zeitaufwand.

Grundvoraussetzung für Veränderungen bestehender Operationsverfahren waren genaue Kenntnis physiologischer und pathophysiologischer Mechanismen sowie im besonderen der Anatomie, um präzise Ansatzpunkte für innovative sichere und heute bewährte einzeitige bimaxilläre Umstellungsosteotomien zu ermöglichen. Die bis zu den 70er Jahren gefürchteten Risiken unkontrollierbarer Blutungen im retromaxillären und retromandibulären Raum bei der Osteotomie der Kiefer und möglichen Nekrosen speziell des Oberkiefers ließen sich erst durch Weiterentwicklung der Operationstechniken und besserem anatomischen Verständnis, gefördert durch die Arbeiten von Obwegeser, Bell und Hunsuck, deutlich reduzieren. Trotz der Tatsache, dass Obwegeser bereits 1969 erstmals eine einzeitige bimaxilläre Umstellungsosteotomie, d.h. die Verlagerung beider Kiefer in einer operativen Sitzung, durchführte, verging mehr als ein Jahrzehnt, bis sich dieses Verfahren zum Standardverfahren der modernen orthognathen Chirurgie Ende der 80er Jahre etablieren konnte.

Mit Einführung der Osteosyntheseplatten und Stellschrauben in der orthognathen Chirurgie Ende der 70er bzw. Anfang der 80er Jahre wurde es erst möglich, die verlagerten Osteotomiesegmente dreidimensional zu stabilisieren und damit auf eine Kieferverschnürung für den Zeitraum der knöchernen Heilung zu verzichten und gleichzeitig eine intraoperative zentrische Kondylenposition beizubehalten.

In der vorliegenden Monographie werden Prinzipien und Grundlagen der operativen Technik erläutert, wobei zahlreiche Abbildungen das Verständnis der profilverändernden Kieferverlagerungen erleichtern sollen. Schritt für Schritt wird das operative Vorgehen bei den einzelnen Operationsverfahren anhand von Farbzeichnungen veranschaulicht. Darüber hinaus werden die einzelnen Operationsschritte in Modelloperationen und analog dazu erstmals in einer Live-Operation in einem Demonstrationsfilm erläutert. Dieser Lehrfilm, der exemplarisch auch klinische Beispiele unterschiedlicher Dysgnathieformen zeigt, liegt als DVD-Video diesem Buch bei.

Es ist mir ein besonderes Bedürfnis, dem engagierten Film-Team der Universität Göttingen, allen Kollegen und Mitarbeitern der Abteilung für Mund-, Kiefer- und Gesichtschirurgie und der Abteilung Kieferorthopädie der Georg-August-Universität Göttingen für ihre aktive Unterstützung zu danken.

Dank auch an Cornelia Kaubisch, die es erneut in großartiger Weise verstanden hat, die einzelnen Operationsschritte detailgenau zeichnerisch umzusetzen.

Dass das Buch in der ansprechenden Form und der großzügigen Ausstattung vorliegt, dafür danke ich im Steinkopff Verlag Herrn Schwind, Frau Riegel und ganz besonders Frau Dr. G. Volkert, die die Entstehung auch dieses Buches aktiv unterstützt hat und mir jederzeit kompetente Ansprechpartnerin war.

Für alle Beteiligten wäre es eine große Freude, wenn Buch und Film den behandelnden Ärzten Planung und Durchführung des komplexen Eingriffes erleichtern.

Göttingen, im Sommer 2002   JOHANNES FRANZ HÖNIG

Inhaltsverzeichnis

Kapitel 1 ■ Bedeutung der Gesichtsproportionen 1

Kapitel 2 ■ Metrische Gesichtsanalyse 5

Dynamische Gesichtsprofilanalyse 7
Methode 7
Klinische Relevanz der Gesichtsanalyse 10
Lippenanalyse 12

Kapitel 3 ■ Maxillomandibuläre Umstellungsosteotomien 15

Indikation zur Umstellungsosteotomie 19
Diagnostik 19
Festlegung des de-novo-Gesichtsprofils 20
Weichteil-Profilprognose bei Kieferverlagerungen 22
Modelloperation und Herstellung der Operationssplinte 24
    Splintkonfiguration bei bimaxillären Umstellungsosteotomien ... 24
    Splintkonfiguration bei Oberkieferverlagerung 28
    Splintkonfiguration bei Unterkieferverlagerung 30
    Splintkonfiguration bei zahnlosen bimaxillären Umstellungsosteotomien ... 32
Designkonzept der Ober- und Unterkieferosteotomien 36
    Oberkieferosteotomie 36
    Unterkieferosteotomie 36
Operationstechniken 38
    Oberkieferverlagerung 38
        Designkonzept der Oberkieferverlagerung 38
        Freilegung des Oberkiefers 38
        Intraoperative Gelenkpositionierung 38
        Le-Fort-I-Osteotomie 40
        Oberkieferhochverlagerung und Fixierung 42
        Nasenflügelapproximation 46

Unterkieferverlagerung 47
    Unterkieferosteotomie nach Hunsuck 47
    Intraoperative zentrische Kondylenpositionierung 48
    Beidseitige retromolare sagittale Spaltung des Unterkiefers 51
    Unterkieferverlagerung und Fixierung 51

Kapitel 4 ■ Zervikomandibuläre Profil-Harmonisierung 57

Genioplastik 59

Zervikomandibuläre Weichgewebskonturierung 64

Embryologie des Fettgewebes 65

Anatomie der Fettzellen 65

Anatomie des zervikalen Fettgewebes 65

Zervikale Liposuktion 65

Technik der zervikalen Liposuktion 67

Kapitel 5 ■ Klinische Beispiele 69

Retrogenie 70

Progenie 72

Retrognathie 74

Dish-face-Syndrom 76

Long-face-Syndrom 78

Short-face-Syndrom 80

Kinnhypoplasie 82

Literaturverzeichnis 85

Sachverzeichnis 91

KAPITEL 1 Bedeutung der Gesichtsproportionen

In der BRD unterziehen sich jährlich etwa 400 000 Personen ästhetisch chirurgischer Behandlungen. Anlaß ist der Wunsch nach Schönheit und jugendlichem Aussehen.

Dabei ist es das Ziel der ästhetischen Chirurgie auf operativem Wege Änderungen von äußeren Merkmalen des Körpers an das Aussehen an ein Schönheitsideal anzunähern.

Es besteht wohl kein Zweifel daran, daß ein schönes Gesicht und eine vollkommene Figur von Vorteil sind. Es ist daher nicht verwunderlich, daß Schönheit eine große, verstohlene Macht ist, wie die Sozialpädagogen immer wieder bestätigen, von der eine gewisse Faszination ausgeht, die gerade in den Medien eine herausragende Rolle spielt.

Zwar ist Schönheit weder eine universelle, noch eine unveränderbare Größe; sie gründet sich vielmehr auf die augenscheinliche Variabilität der Schönheitsideale, wobei gewisse Grundsätze aber kulturunabhängig bestimmt sind und gewissen Altersphasen des Menschen entsprechen. Die griechische Definition von Schönheit hat sich bis heute als Standard gehalten. Aber im Verlaufe der verschiedenen Epochen, die unsere mit eingeschlossen, bewegt sich der Zeitgeschmack wie ein Pendel, mal auf den Prototyp zu, mal von ihm weg, je nach Einfluß der jeweiligen sozialen und historischen Gegebenheiten.

Makellose von der Werbung definierte Schönheitsideale stehen in unserer pluralistischen Gesellschaft stellvertretend u. a. für privaten und beruflichen Erfolg. Äußere oder auch exotische Qualitäten der heutigen Schönheiten erregen unsere Aufmerksamkeit. Die ästhetische Haltung ist das genießerisch unverbindliche Betrachten (Jaspers), wobei Schönheit reines interesseloses Wohlgefallen hervorruft (Kant), weil es in sich vollendet ist, nämlich eine Harmonie in all seinen Teilen (Thomas v. Aquin), geglückte Übereinstimmung von Bild und Urbild (Platon) ist. Ein Phänomen, das zunehmend in unserer Gesellschaft von nicht zu unterschätzender Bedeutung ist und vermehrt auch in das Bewußtsein von Personen mit kraniofazialen Anomalien rückt.

Stellten früher kaufunktionelle Störungen den Anlass bei Patienten mit skeletalen Dysgnathien zur operativen Behandlung dar, so hat sich heute bei diesen Patienten ein deutlicher Wandel vollzogen. Der Wunsch nach Harmonisierung des Gesichtsprofils ist zunehmend Anlass und die kaufunktionelle Verbesserung der Grund zur Behandlungskorrektur dentofazialer Fehlbildungen. Dabei werden nicht nur die Kiefer 3-dimensional verlagert, sondern häufig kombiniert korrigierende Septorhinoplastiken, Weichgewebsaugmentionen und Genioplastiken ein- oder zweizeitig erforderlich, um das gewünschte Ergebnis zur Zufriedenheit des Patienten zu erzielen.

Der Wunsch nach idealen Gesichtsproportionen stellt daher den behandelnden Arzt vor zunehmend schwierigere differenzierte und subtile Aufgaben, da der Erfolg der Umstellungsosteotomie beim Patienten am Ergebnis der Gesichtsharmonisierung und nicht nur an der kaufunktionellen Verbesserung gemessen wird.

Es hat seit der klassischen Antike viele Versuche gegeben, die Schönheit zu definieren. Manche meinen, daß durch die Beschreibung der Bestandteile die Schönheit in eine Ordnung gebracht werden kann, die nach wie vor ihre Gültigkeit besitzt.

Daher erlangt die früher häufig unzureichend präoperativ durchgeführte Gesichtsanalyse heute einen nicht zu unterschätzenden immensen Stellenwert, dem der Operateur bei der Planung von Umstellungsosteotomien der Gesichtsschädelknochen Rechnung tragen muß.

Fanden in den vergangenen Jahren vermehrt statische Gesichtsanalysen Anwendung, richtet sich heute das besondere Augenmerk auf die dynamische Gesichtsanalyse und trägt zum individuellen, typgerechten akzentuierten Neoprofil des Gesichtes bei.

Kapitel 2 Metrische Gesichtsanalyse

Zu den genialen Versuchen, menschliche Maße in geometrische Proportionen zu bringen, zählt die berühmte Proportionsfigur Leonardo da Vincis. Auch Künstler wie Albrecht Dürrer oder, in modernen Zeiten, Le Corbusier haben sich am Goldenen Schnitt mit beeindruckenden Resultaten versucht, wobei sie alle von statischen Bedingungen ausgingen, die dem individuellen, typgerechten Profil nicht gerecht wird.

Dynamische Gesichtsprofilanalyse

Eine der grundlegenden Voraussetzungen bei profilverändernden Maßnahmen ist das *ästhetische Verständnis* der Gesichtsproportionen. Wurden früher vielfach statische Drittelteilungen nach Dürer sowie Da Vinci als ideales Maß für ästhetische Proportionen angesehen, orientieren sich moderne analytische Profilstudien zunehmend an den Charakteristika der Nase, Lippen und Kinn und begründen damit eine dynamische Profilanalyse des Gesichtes, bei der die Nase eine Schlüsselrolle einnimmt.

Methode

Bei der dynamischen Gesichtsanalyse wird das ästhetisch gefällige Gesicht nicht mehr in Drittel, Viertel oder Fünftel eingeteilt, sondern das Untergesicht wird betont und weist gegenüber dem Mittelgesicht eine größere vertikale Dimension auf. Entsprechend dieser dynamischen Analyse wird beispielsweise die ideale Nasenlänge (**NL**) durch die Mittelgesichtshöhe (**MGH**) und Kinnhöhe (**KH**) determiniert. Die ideale Nasenlänge entspricht 67% der Mittelgesichtshöhe oder der vertikalen Kinnhöhe.

$$NL = 0{,}6\% \; MGH \; \text{oder} \; NL = KH$$

Die Kinnhöhe (**KH**) ist durch die Strecke zwischen Stomamitte (**SM**) und Mentum (**M**) definiert (Abb. 2.1).

Die Nasenspitzenprojektion (**NP**) entspricht 67% der kalkulierten idealen Nasenlänge. Die Nasen-Lippen-Kinnlinie (**NLK**) ergibt sich aus einer Linie, die die Oberlippengrenze mit der halbierenden idealen Nasenlänge verbindet (Abb. 2.2). Allerdings sollte bei Männern das Kinn diese Linie berühren, bei Frauen liegt das Kinn etwa 3 mm hinter dieser Linie. Als weitere ästhetische, gefällige Gesichtsprofilproportionen gelten folgende Regeln:

8 Metrische Gesichtsanalyse

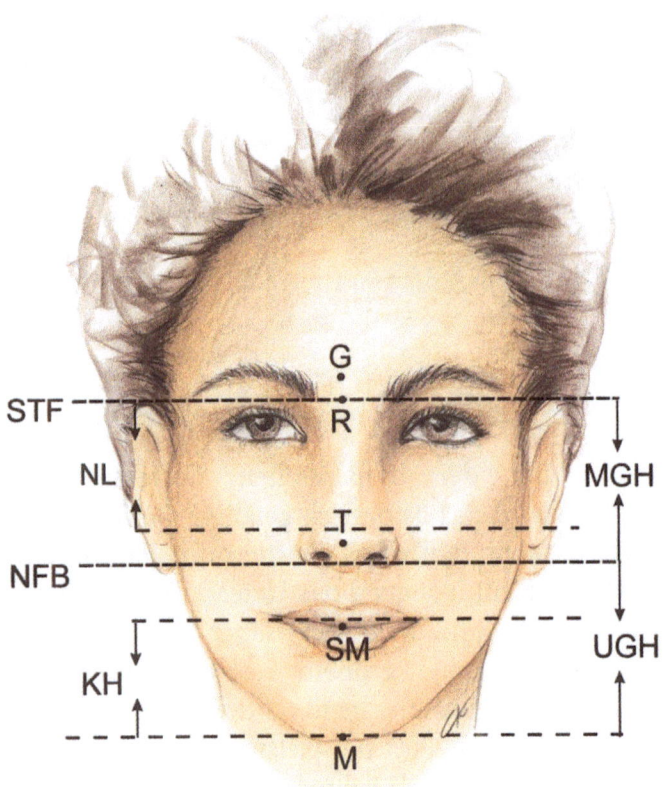

Abb. 2.1. En-face-Aufnahme. Darstellung der idealen Relation und Proportion der fazialen Strukturen. M Mentum, STF Supratarsalfalte, NFB Nasenflügelbasis, N Nasenspitze, SM Stomamitte, UGH Untergesichtshöhe, MGH Mittelgesichtshöhe, G Glabella, NL Nasenlänge, R Radix. Idealerweise ist die Mittelgesichtshöhe etwa 3 mm kleiner als die Untergesichtshöhe

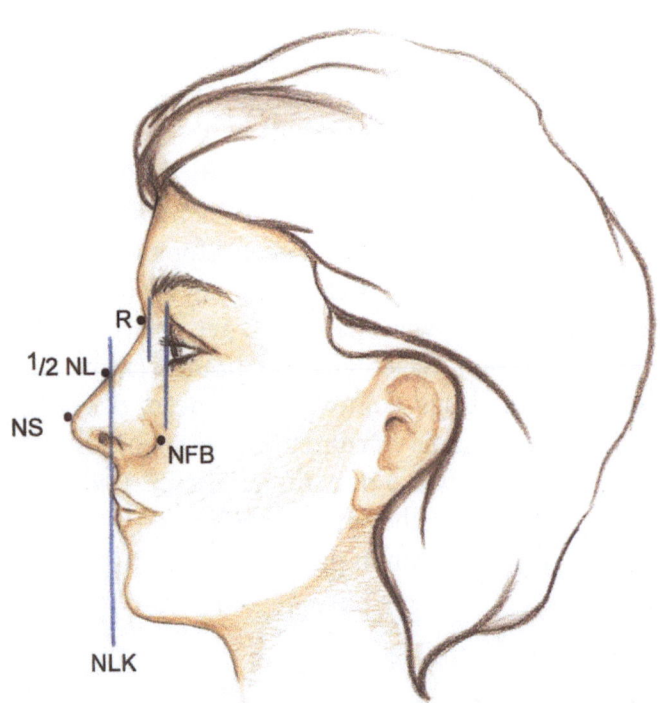

Abb. 2.2. Lateralansicht. Ideale Proportionen und Relationen des Gesichtes. R Radix, NS Nasenspitze, NL Nasenlänge, NFB Nasenflügelbasis, NLK Nasen-Lippen-Kinnlinie

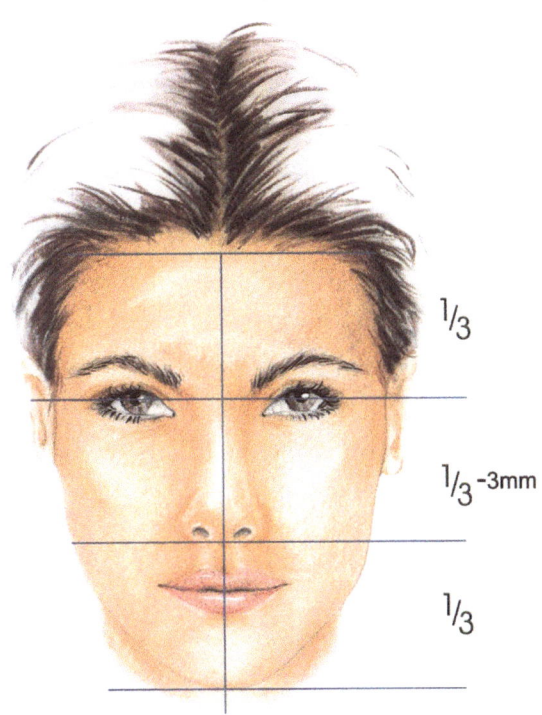

Abb. 2.3. En-face-Aufnahme mit Einzeichnung der idealen horizontalen Proportionsverhältnisse des Gesichtes. Im Idealfall liegt die Vollkommenheit in der Harmonie der Gesichtsproportionen, d.h., in der 1/3 Einteilung des Gesichtes, wobei das Mittelgesicht in der Regel 3 mm in der vertikalen gegenüber dem Untergesicht und der Stirn kleiner sein sollte

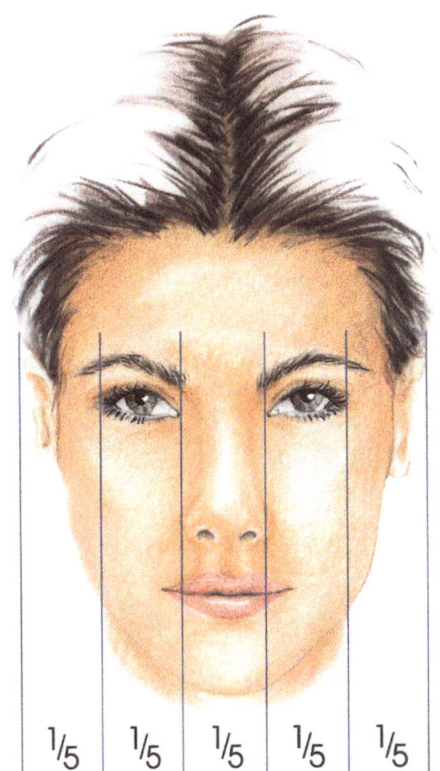

Abb. 2.4. Darstellung der idealen vertikalen Gesichtsproportionsverhältnisse. Die Linien fünfteln das Gesicht in der Vertikalen

Die Mittelgesichtshöhe entspricht der Distanz zwischen der Nasenflügelbasis (**NFB**) und der Glabella (**G**). Die Höhe des Untergesichtes (**UGH**) ergibt sich aus der Distanz zwischen Nasenflügelbasis und dem Mentum (**M**). Im Idealfall sollte die Mittelgesichtshöhe etwa 3 mm < als das Untergesicht (**UGH**) betragen (Abb. 2.1 u. Abb. 2.2).

MGH <= 3 mm UGH

Ähnliche wie in der Profilansicht weist auch in der en face Betrachtung das Gesicht bestimmte Proportionsverhältnisse auf, die zur Harmonie des Gesichtes beitragen. Dies sind die sogenannten vertikalen Proportionen. Dabei entspricht die Interkanthalbreite die der Nasenbreite im Bereich Alar-Basis wobei die Mundspalte eine Distanz aufweist, die zwischen den medialen Limbus corneae liegt und zusätzlich die Weite des Unterkiefers im Bereich der Kieferwinkel nicht größer ist als die Strecke zwischen den Orbitae. (Abb. 2.4). Die Gesichtsbreite entspricht dem Abstand der äußeren Jochbeinprominenzen. Ihr Verhältnis zueinander sollte annähernd 90% betragen.

Klinische Relevanz der Gesichtsanalyse

Bei Diskrepanz dieser Werte liegen in der Regel skelettale Dysgnathien (Retrogenie/Shortface- oder Long-face-Syndrome) vor. Entsprechen sich Mittelgesichtshöhe (MGH) und Untergesichtshöhe (UGH) bei normal entwickeltem Unterkiefer beispielsweise, dann sollte bei Rhinoplastiken zum Beispiel die ideale Nasenlänge der Kinnhöhe entsprechen (Abb. 2.5).

NL = KH

In Fällen, in denen eine Retrogenie bzw. Hypoplasie des Kinns vorliegt, errechnet sich die ideale Nasenlänge aus der Mittelgesichtshöhe und entspricht 67% der Mittelgesichtshöhe. Liegt bei Patienten eine Hypoplasie des Mittelgesichtes vor, die nicht orthognath umgestellt wird, dann sollte die ideale Nasenlänge ebenfalls der Mittelgesichtshöhe angepaßt werden.

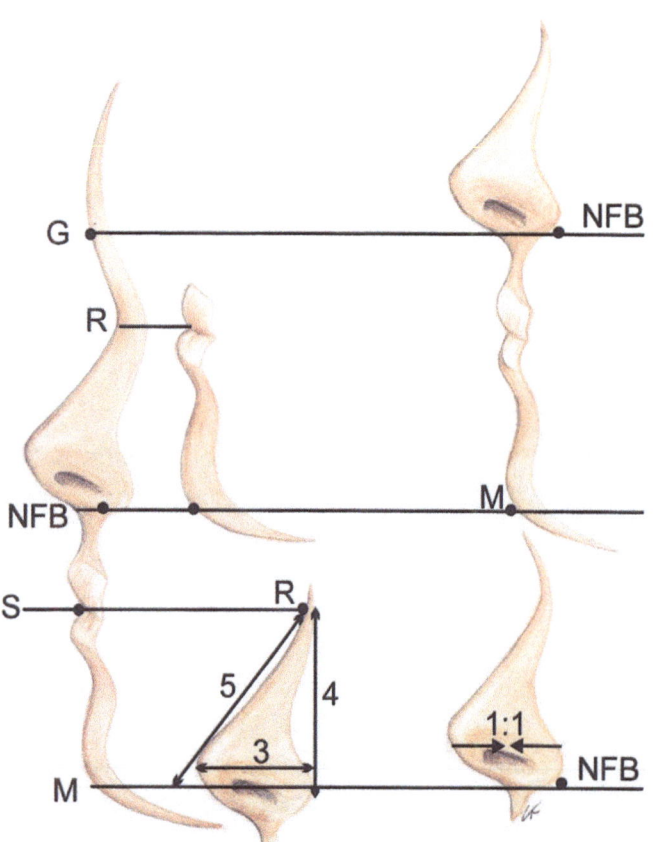

Abb. 2.5. Laterale Ansicht der idealen Proportionen des Gesichtes und der einzelnen Gesichtsproportionen in Verbindung zueinander. G = Glabella, R = Radix, NFB = Nasenflügelbasis, S = Stoma, M = Mentum

Umgekehrt kann entsprechend aus der idealen Nasenlänge die ideale Kinnhöhe bestimmt werden. Ebenso läßt sich bei gegebener idealer Nasenlänge (**NL**) die Nasenspitzenprojektion (**NSP**) errechnen, die 0,67 der idealen Nasenlänge entspricht und als ästhetisch gefällig empfunden wird.

$$NSP = NL \times 0{,}67$$

Sollte die aktuelle Nasenspitzenprojektion gleich oder größer als die der kalkulierten sein, ist aus ästhetischen Gründen keine operative Korrektur sinnvoll, wohl aber, wenn die Nasenspitzenprojektion kleiner als die der errechneten Größe ist. Dann kann eine chirurgische Korrektur zur Vergrößerung der Nasenspitzenprojektion als sinnvoll erachtet werden.

Hinsichtlich der Radixprojektion hat sich die Eindritteldistanz der idealen Nasenlänge als ästhetisch gefällig für den europäischen Raum erwiesen. Ist die errechnete Distanz bei zusätzlich bestehendem Nasenhöcker kleiner, empfiehlt sich eine Augmentationsplastik im Bereich der Nasenwurzel. Gestaltet sich die Nasenwurzel größer als 28% der idealen Nasenlänge bei zusätzlich mangelnder Definition der selbigen, ist eine Reduktionsplastik der Radix anzustreben. Erscheint der tiefste Punkt der Nasenwurzel deutlich unterhalb einer Linie gezogen von der einen Supratarsalfalte zur anderen, dann entsteht subjektiv der Eindruck einer kurzen Nase bei normaler Nasenlänge, gemessen vom tiefsten Punkt der Radix (**R**) zur Nasenspitze. In solchen Fällen läßt sich ebenfalls durch eine Augmentationsplastik im Nasenwurzelbereich der Radixpunkt variieren, und somit die Länge der Nase subjektiv verändern.

Nach heutiger Auffassung wird ein weibliches Gesicht als ästhetisch gefällig empfunden, wenn die Relation des Mittelgesichtes zum Untergesicht gleich oder etwas kleiner ist, wobei sich Nasenlänge und Kinnhöhe im vertikalen Ausmaß entsprechen. Die durchschnittliche Höhe des Mittelgesichtes beträgt nach Byrd 61 mm und die der Nasenlänge 41 mm. In der Profilansicht sollten zwischen Cornea und Radix im Idealfall eine Distanz von 11 mm bzw. 28% der idealen Nasenlänge bestehen (Abb. 2.2). Nach Auffassung von Byrd weist die ideale Nase einen Winkel von 30–36° zum Gesicht bei einem durchschnittlichen Nasolabialwinkel von 90° bei Männern (95–110° bei Frauen) auf. Etwa 2-3 mm der Columella sollten unterhalb des Nasenflügels in der Profilansicht erkennbar sein.

Lippenanalyse

Im Ruhetonus weist die Oberlippe eine abgeflachte M-förmige Konfiguration auf, wobei die oberen Endpunkte der Schenkel die Basis der Philtrumkante und die oberen Endpunkte den Kubidbogen bilden. Die Unterlippe, die eine etwas kürzere Länge als die Oberlippe aufweist, entspricht einer sehr abgeflachten W-förmigen Konfiguration. Ober- und Unterlippe vereinigen sich in der mehr oder minder runden oralen Kommissur (Abb. 2.6). Die durchschnittliche Lippenweite bewegt sich zwischen den vertikalen Linien der Nasenflügelbasis und vertikaler Pupillarlinie. Nach Auffassung von Ricketts ist ein schmaler Mund selten schmaler als die Distanz der Nasenflügel-Basisweite und ist den Untersuchungen von Ellis zufolge selten größer als die Interkanthalstrecke (Abb. 2.7). Von ästhetischer Bedeutung ist für die Oberlippe aber das Philtrum, dessen Ausbildung in Abhängigkeit der anatomischen Konfiguration und Funktion der Orbicularis oris-Muskelfasern stehen, die unterhalb der Philtrumkanten in die Dermis inserieren.

Die Höhe der Oberlippe, gemessen vom Subnasale bis zum Stomium, beträgt durchschnittlich bei Männern 24 mm und bei Frauen 20 mm und für die Unterlippe 50 mm bzw. 45 mm und entspricht in der Regel einem Verhältnis von Oberlippe zu Unterlippe von 1:2. Im Profil ist die Oberlippe leicht evertiert und weist einen Winkel von 30° zur Vertikalen bei eugnathem Gebiß auf.

Im Ruhetonus und in Unterkieferschwebelage verläuft die Basis der Oberlippe etwa 1,5 mm oberhalb der Inzisalkanten, parallel zu den Oberkieferfrontzähnen. Gegenüber der Oberlippe liegt die Unterlippe geringgradig zurück. Beim typischen Lachen sind etwa zwei Drittel der Oberkieferfrontzähne einschließlich der ersten Prämolaren sichtbar und nicht mehr als 2 mm der Gingiva sollten sichtbar sein.

Die Unterlippe berührt dabei die Oberkieferfrontzahnkurve. Durchschnittlich verläuft in 80% der Fälle die Lachlinie parallel zur Inzisalkurve und nur in Ausnahmefällen entgegengesetzt (1,3%) (Abb. 2.8).

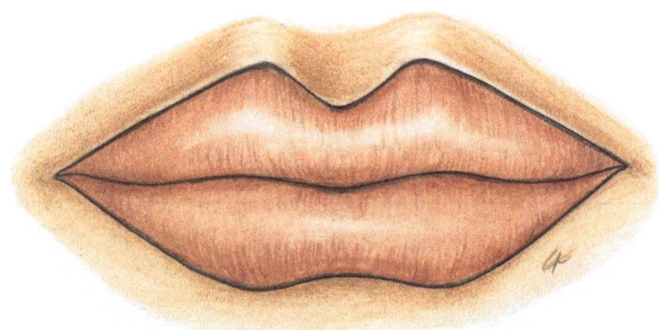

Abb. 2.6. Schematische Darstellung der idealen Lippenkonfiguration

Lippenanalyse 13

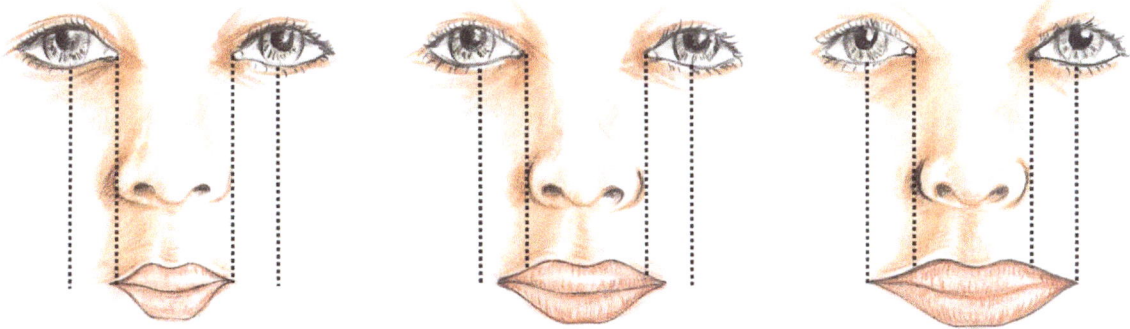

Abb. 2.7. Relation der Mundspaltenbreite zur Interkanthal- und Pupillarlinie. Die Mundspaltenbreite sollte idealerweise zwischen diesen beiden Linien liegen, links ist schematisch ein Gesicht mit zu schmaler und rechts mit zu breiter Mundspalte dargestellt

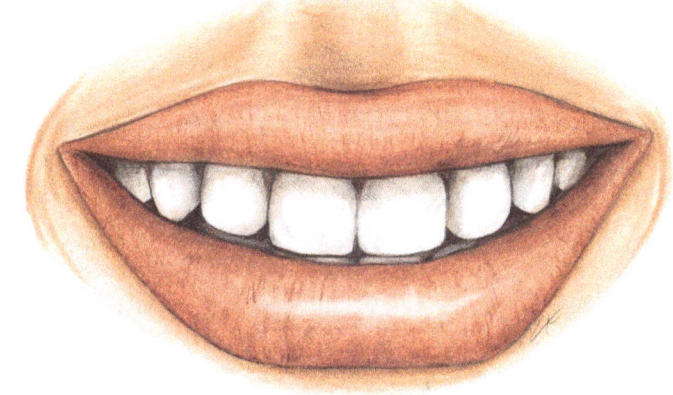

Abb. 2.8. Schematische Darstellung der Lippen- und Zahnrelation beim Lächeln. Dabei werden idealerweise nur 2/3 der Oberkieferfrontzähne einschließlich der ersten Prämolaren sichtbar

Kapitel 3 Maxillomandibuläre Umstellungsosteotomien

Heute gehört die beidseitige retromolare sagittale Spaltung nach Hunsuck neben der Osteotomie des Oberkiefers auf Le-Fort-I-Ebene weltweit zum Standardverfahren der modernen operativen Korrektur skelettaler Dysgnathien und Harmonisierung des Gesichtsprofils.

Die bei skelettalen Dysgnathien häufig beobachteten mandibulären Dysfunktionen wie „schmerzloses Knacken" oder Reibegeräusche der Kiefergelenke und intolerable Kiefergelenk- und Muskelschmerzen sind häufig auf eine Imbalance der biomechanischen Relation im stomatognathen System zwischen Muskel, Kiefer, Kiefergelenk und Zähnen der Patienten zurückzuführen.

Aus chirurgischer Sicht ist es daher das Ziel, durch Umstellungsosteotomien des Kiefers in Kombination mit prä- und postoperativer kieferorthopädischer Behandlung das neuromuskuläre biomechanische Gleichgewicht im stomatognathen System bei gleichzeitiger, ästhetisch anspruchsvoller Harmonisierung des Gesichtsprofils wiederherzustellen. Dabei werden dreidimensionale Lageveränderungen der Ober- und oder Unterkiefer als mono- und bimaxilläre Umstellungsosteotomien durchgeführt, die einer sorgfältigen interdisziplinären Planung zwischen Chirurg, Kieferorthopäden und Zahnarzt bedürfen, um die skelettalen und dentalen Dysgnathien zu korrigieren.

Die früher selten durchgeführte einzeitige bimaxilläre Umstellungsosteotomie in Kombination mit Genioplastik als funktionelle und profilverbessernde Maßnahme stellt dabei ein relativ junges Verfahren dar, das erstmals am 5. 9. 1969 von Obwegeser durchgeführt wurde; sie gewinnt mehr und mehr an Interesse und Bedeutung durch eine ausgeglichenere Harmonisierung des Gesichtsprofils und eine geringere Rezidivneigung (kleinere Streckenverlagerung) gegenüber der solitären monomaxillären Umstellungsosteotomie. Zum einen ist dies auch begründet durch die bessere Kenntnis der physiologischen und pathophysiologischen, dysgnathiebedingten Veränderungen und zum anderen durch die enormen Fortschritte in der nach wie vor technisch anspruchsvollen, aber risikoärmeren Operation und den damit verbundenen, erheblich verkürzten OP-Zeiten sowie der stationären Aufenthaltsdauer und postoperativen Behandlungen. Nicht zuletzt hat auch die Entwicklung moderner Osteosyntheseverfahren und der intraoperativen Kondylenpositionierung für die orthognathe Umstellungsosteotomie einen erheblichen Fortschritt bei geringem Operationsrisiko erbracht.

Während bis zu Anfang der 90er Jahre die Patienten in der Regel intermaxillär bis zum Abschluß der knöchernen Heilung über Wochen verschnürt blieben, stellen diese Behandlungsverfahren heute nur noch Ausnahmesituationen dar. Durch Fixierung der Osteotomiesegmente mit grazilen Plattenosteosynthesen ist die unmittelbare postoperative Mundöffnung gewährleistet; dadurch eröffnet sich nicht nur für den Patienten ein erheblicher postoperativer Komfort, sondern es ist dadurch auch eine deutlich verbesserte Mundhygiene gewährleistet.

Dieser technische Fortschritt und die enge postoperative kieferorthopädische Nachsorge zur Feinregulierung der Zahnstellung ermöglichen, insgesamt betrachtet, eine schnellere soziale Rehabilitation bei verkürzter Krankheitsdauer.

Mit der Aussicht auf das sofortige Öffnen des Mundes nach der Operation wird den Patienten vielfach die Furcht vor dem eigentlichen operativen Eingriff genommen, nicht zuletzt aber auch durch das verbesserte prätherapeutische Informationsangebot durch Zahnärzte und Kieferorthopäden, die bis vor kurzem ihren Patienten nicht aus voller Überzeugung zur Umstellungsosteotomie rieten, häufig aus Unkenntnis über die Fortschritte bei den operativen Behandlungstechniken und Möglichkeiten. Dank verbesserter Operationstechniken, grazilerer Instrumente, Erhalt der präoperativen Kiefergelenkposition, präziserer Planung einschließlich der Positionierungstechniken der Kondylen sowie enger interdisziplinärer Zusammenarbeit gehören die früher vielfach berichteten hohen Komplikationsraten bimaxillärer Umstellungsosteotomien der Vergangenheit an.

Neben den monomaxillären Umstellungsosteotomien hat sich die einzeitige bimaxilläre Umstellungsosteotomie zur funktionellen Behandlung und als profilverbessernde Maßnahme heute als Standardverfahren etablieren können.

Indikation zur Umstellungsosteotomie

Die Indikation zu monomaxillären Umstellungsosteotomie ergibt sich bei:
- Progenie
- Retrogenie
- Prognathie
- Retrognathie

Die Indikation zur bimaxillären Umstellungsosteotomie ergibt sich bei:
- frontal offenem Biß in Kombination mit einer Retro- oder Progenie,
- sagittale Diskrepanz zwischen Ober- und Unterkiefer von mehr als 8 mm,
- Retrogenie in Kombination mit einem extrem schmalen Oberkiefer,
- Laterognathie.

Diagnostik

Unbestritten steht heute fest, daß Patienten mit einer Malokklusion eine erhöhte Inzidenzrate von myoarthrogenen Dysfunktionen aufweisen.

Am Anfang jeglicher Dysgnathiebehandlung steht daher die Funktionsanalyse, die im Bedarfsfall durch instrumentelle und bildgebende Untersuchungen ergänzt werden kann. Zu den routinemäßigen bildgebenden Untersuchungen gehören neben einer Fernröntgen-Aufnahme eine NNH (= Nasennebenhöhlen-Aufnahme), eine Orthopantomgraphie-Aufnahme und bei Unterkieferumstellungsosteotomien zusätzlich eine Clementschitsch-Aufnahme zur Beurteilung der transversalen Größe des Ramus ascendenz mandibulae sowie eine standardisierte Fotodokumentation aus unterschiedliche Einstellungen en- und extraoral und schließlich eine Fotostataufnahme zur Planung des Neo-Profils und der Profilprognose.

Vor jeglicher Umstellungsostetomie ist darauf zu achten, daß retenierte Weisheitszähne rechtzeitig, d.h. mindestens 3–6 Monate vor der eigentlichen Kieferverlagerung, entfernt wurden, sofern sie im Bereich der vorzunehmenden Ostetomien lokalisiert sind, um durch mangelnde knöcherne Mineralisation des Knochens nach operativer Weisheitszahnentfernung ungerichtete Frakturen beim Spaltungsversuch des Unterkiefers bzw. bei der down-fracture des Oberkiefer zu vermeiden.

Um postoperativen myoarthrogenen Dysfunktionen vorzubeugen, empfiehlt es sich, die Planungsschritte zur Behandlung der Dysgnathie gelenkorientiert vorzunehmen. Das bedeutet, der Kondylus-Diskus-Komplex sollte beidseits in der Gelenkpfanne zentriert sein. Wird diese Grundregel mißachtet, lassen sich erhöhte Inzidenzraten von myoarthrogenen und artikulären Dysfunktionen beobachten, die extrem schwierig zu behandeln sind, vor allem, wenn die Osteotomiesegmente durch Plattenosteosynthesen oder Stellschrauben stabil fixiert wurden.

Festlegung des de-novo-Gesichtsprofils

Nach wunschentsprechender Festlegung des Gesichtsprofils im Beisein des Patienten anhand von Fotostataufnahmen (Abb. 3.1) im Verhältnis 1:1 erfolgt die Analyse der in die engere Wahl kommenden Osteotomien zur Umstellungsosteotomie, die nach Montage einen nur *ungefähren* Anhalt des zu erwartenden Profils vermitteln (Abb. 3.2). Die durch Modell- und FRS-Analyse individuell gewonnenen Korrekturwerte werden auf die Fotostataufnahmen übertragen und simulieren das zu erwartende postoperative ungefähre Gesichtsprofil und helfen auch bei der Indikationsstellung zur Genioplastik. Die durch die Modelloperation vorgegebene sagittale Verschiebestrecke der Kiefer kann direkt in Millimetern auf die Fotostataufnahme übertragen werden und damit die neue Profilsituation simulieren.

Erfahrungsgemäß führt eine zu perfekte, präoperative digitale Simulation des Profils häufig postoperativ zu einer großen Enttäuschung bei den Patienten. Deshalb wird erfahrungsgemäß einer Fotostat-Montageaufnahme der Vorzug gegeben (Abb. 3.2, 3.3). Dieser überwiegend zweidimensionalen Planung schließt sich die dreidimensionale Planung an Schädel und Gelenk mit Hilfe der im Artikulator montierten Gipsmodelle an.

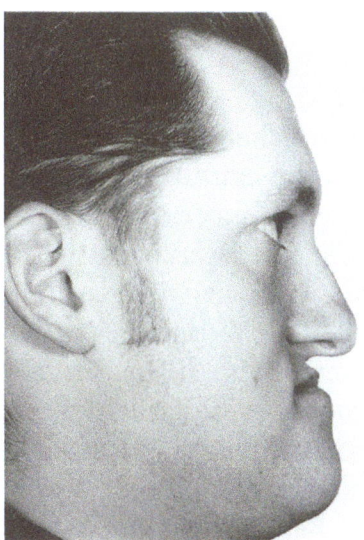

Abb. 3.1. Fotostataufnahme im Verhältnis 1:1 eines Patienten mit einer deutlichen skelettalen Dysgnathie. Profilansicht des Ausgangsbefundes

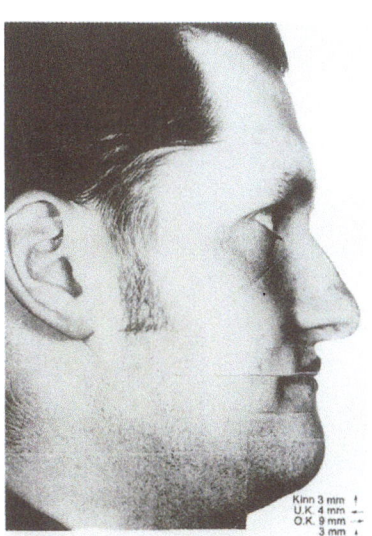

Abb. 3.2. Montage der Gesichtsprofilprognose nach Übertragung der durch Modell- und Frenröntgenseitlich-Aufnahme Analyse individuell gewonnen Korrekturwerte auf die präoperative Fotostataufnahme. Die Verlagerungsstrecken können direkt in Millimetern im Verhältnis 1:1 auf der Fotostataufnahme abgelesen werden. Dadurch läßt sich die neue therapeutische Profilsituation präoperativ simulieren

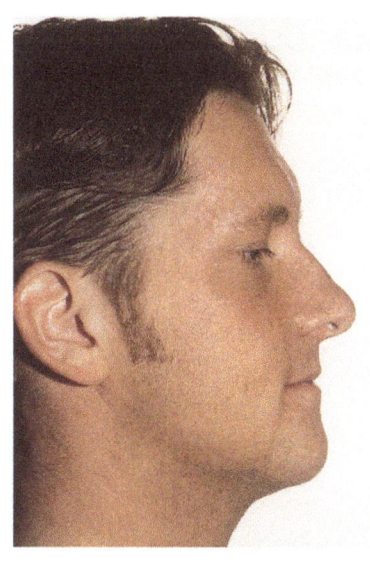

Abb. 3.3. Profilansicht des Patienten aus Abb. 3.1 nach bimaxillärer Umstellungosteotomie in Kombination mit einer Kinnhöhenreduktion. Vergleicht man die Profilsimulation aus Abb. 3.2 mit der postoperativen Profilplastik, dann läßt sie gute Übereinstimmungen mit der Gesichtsprofilprognose erkennen

Weichteil-Profilprognose bei Kieferverlagerungen

Umstellungsosteotomien der Kiefer führen zu einer Weichteilverlagerung, die regionär unterschiedlich in Relation der Kieferverlagerungen stehen.

Oberkiefervorverlagerungen führen zu ventral Verlagerungen der Oberlippe im Verhältnis 1:0,8 der Kieferverlagerung, wobei es zusätzlich zur Nasenspitzenelevation um ca. 1:0,3 des Ausgangwertes kommt (Abb. 3.4).

Bei Patienten mit schmalen Lippen treten in Relation zur Oberkieferverlagerung größere Veränderungen des Gesichtes auf als bei Patienten mit ausgeprägter Lippenkonfiguration. Idealerweise sollte die Weichteildicke im Bereich der Ober- und Unterlippe sowie die des Kinns gleich sein.

Oberkieferhochverlagerungen führen zu einer Oberlippenverkürzung im Verhältnis 1:0,3 (Abb. 3.5); eine kaudale Verlagerung des Oberkiefers führt zu einer Oberlippenverlängerung in Relation der Oberkieferkaudalverlagerung von 1:0,5.

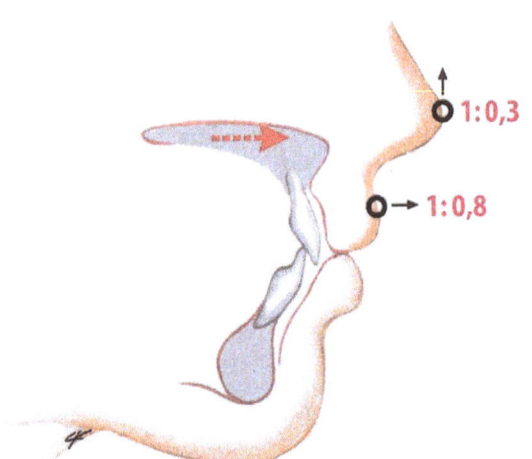

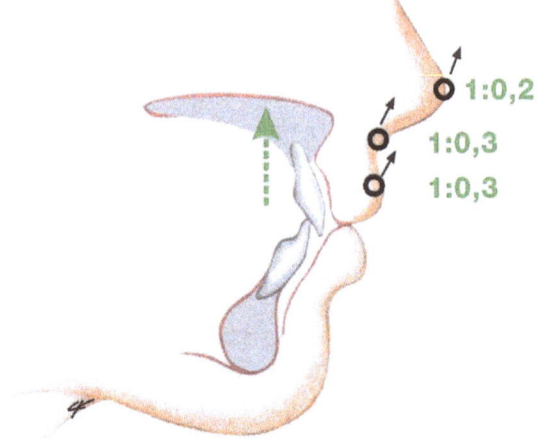

Abb. 3.4. Darstellung der Weichteilprofilprognose bei Oberkieferverlagerung im Verhältnis Knochen zu Weichgewebe

Abb. 3.5. Darstellung der Weichteilprofilprognose bei Oberkieferhochverlagerung. Hochverlagerungen führen zu einer Weichteilverlagerung im Bereich der Oberlippe und Nasenspitze im Verhältnis Oberkiefer zu Weichgewebe zwischen 1:0,2 bzw. 0,3

Wird der Unterkiefer nach anterior verlagert, so ist mit einer Weichteilverlagerung im Bereich des Progenions im Verhältnis von 1:1 zu rechnen, wobei der infralabrale und supralabrale Anteil allerdings nur in Relation von 1:0,8 sich verändern in Kombination mit einer entsprechenden Nasenspitzen-elevation im Verhältnis von 1:0,3 (Abb. 3.6).

Rückverlagerungen des Unterkiefers stehen in Relation zu den Weichteiländerungen im Bereich des Progenions von 1:0,9, wobei die Oberlippe zusätzlich eine dorsal Verlagerung von 1:0,2 im Verhältnis zur Unterkieferrückverlagerung erfährt.

Autologe Kinnvorverlagerungen (Genioplastiken) oder auch alloplastische Augmentationen im Bereich des Kinns führen zu einer anterioren Weichteilverlagerung im Verhältnis 1:0,8 (Abb. 3.7); Rückverlagerung des Kinns haben eine Weichteilveränderung von 1:0,9 der Dorsalbewegung des Kinns i.B. des Progenions zur Folge (Abb. 3.8). Höhenreduktionsplastiken des Kinns führen zu einer

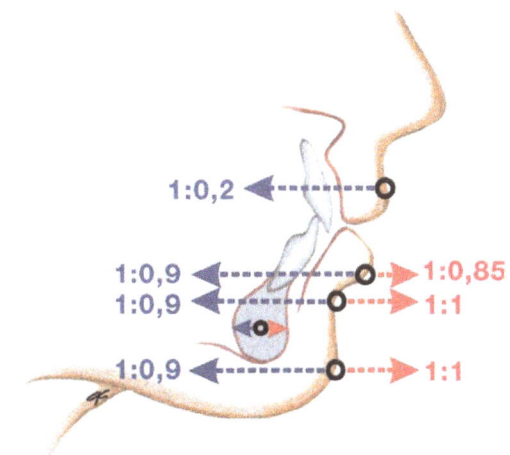

Abb. 3.6. Darstellung der Weichteilprofilprognose bei Unterkieferrückverlagerung. Die roten Pfeile kennzeichnen die Weichteilverlagerung im Verhältnis Hart- zu Weichgewebe bei Unterkiefervorverlagerung, die blauen Pfeile bei Unterkieferrückverlagerung

Weichteilverlagerung in Relation von 1:0,9; Verlängerungsosteotomien des Kinns führen zu Weichteilverlagerungen im Bereich des Mentums in einer Relation von 1:1 zwischen Weichteil- und Knochenverlagerungen.

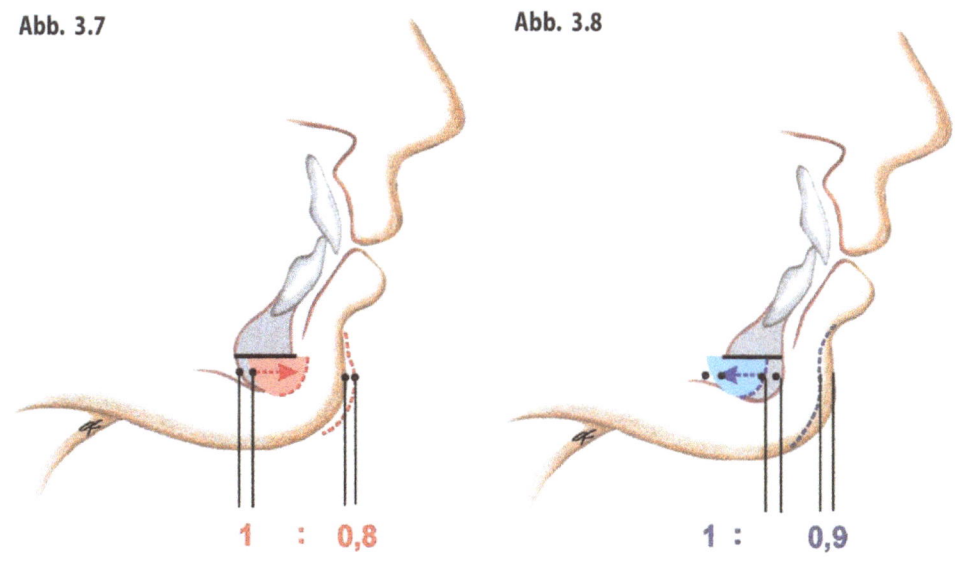

Abb. 3.7 u. 3.8. Darstellung der Weichteilprofilprognose bei Kinnverlagerungen. Kinnvorverlagerungen führen zu einer Weichteilverlagerung im Verhältnis von Hart- zu Weichgewebe im Verhältnis 1:0,8 (Abb. 3.7) bzw. bei Rückverlagerung im Verhältnis 1:0,9 (Abb. 3.8)

Modelloperation und Herstellung der Operationssplinte

Splintkonfiguration bei bimaxillären Umstellungsosteotomien

Wesentlicher Bestandteil der gelenkorientierten bimaxillären Umstellungsosteotomie ist die exakte Herstellung der Operationssplinte. Sie dienen dazu, intraoperativ die Kondylen in Position zu halten und das zahntragende Segment nach Osteotomie des jeweiligen Kiefers entsprechend der dreidimensionalen Planung in Relation zum Gelenk zu positionieren.

Drei Modellpaare werden für eine geplante bimaxilläre Umstellungsosteotomie in drei Artikulatoren montiert. Die Modelle im ersten Artikulator charakterisieren die präoperative Situation der Kiefer zu einander und zur Schädelbasis sowie die zentrischer Relation der Kiefergelenke (Abb. 3.9). Zur Herstellung des präoperativen Splints (Zentrik-Splint) wird der Biß durch Rotation um die Gelenkachse geöffnet und die entsprechende Vertikaldistanz (VD) gemessen und auf die zwei weiteren Artikulatoren übertragen (Abb. 3.9).

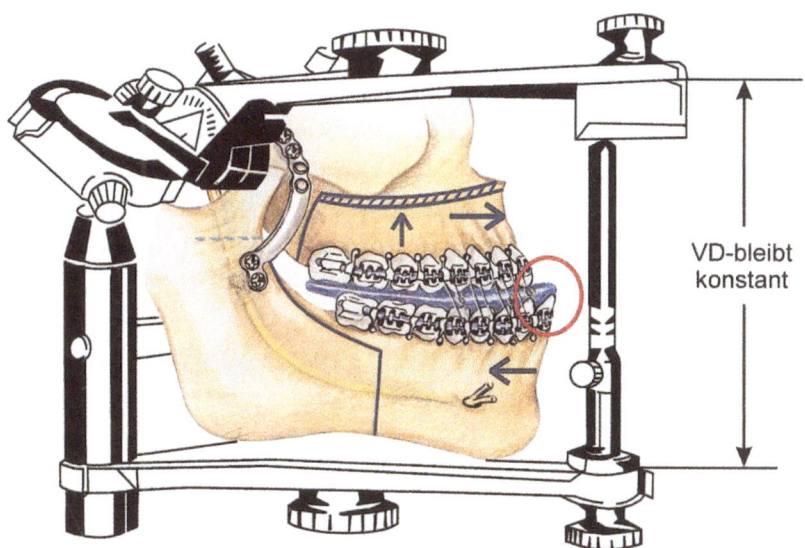

Abb. 3.9. Schematische Darstellung der bimaxillären Modelloperationsplanung an zentrisch- und schädelbezüglich montierten Ober- und Unterkiefermodellen im Artikulator. Ausgangssituation. Blau dargestellt ist interokklusal der Zentrik-Splint (1. Splint). Die intraoperative Kondylenpositionierung erfolgt über Positionierungs-Platten, die bei bimaxillärer Umstellungsosteotomie den Ramus ascendens am Jochbeinkomplex unter Beibehaltung der vertikalen Distanz (VD) bei der dreidimensionalen Oberkieferverlagerung fixieren. Die Pfeile markieren die zweidimensionale Verlagerungsrichtung der Ober- und Unterkieferosteotomiesegmente. Die blauschraffierte Zone kennzeichnet das Ausmaß der OK-Hochverlagerung. Die blaue Linien markieren die Osteotomielinien

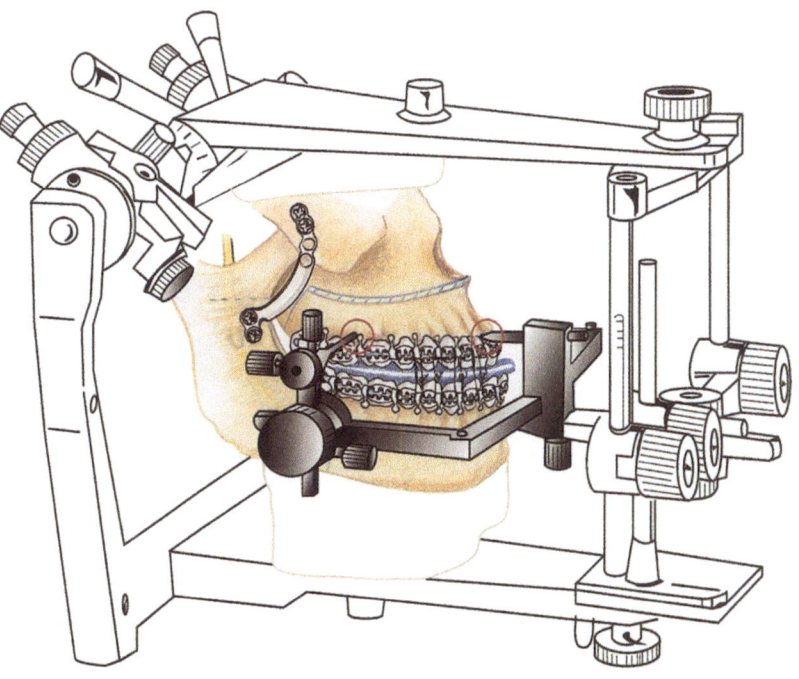

Abb. 3.10. 3D-Simulator angebracht am Artikulator. Mittels des Gerätes kann der Oberkieferkomplex dreidimensional metrisch exakt reproduzierbar verlagert und entsprechend ein Splint hergestellt werden, der die OK-Verlagerungsstrecken enthält (2. Splint). Die roten Kreise markieren die Fixierungspunkte des Oberkiefers im 3D-Simulator

Im zweiten Artikulator wird nach Einstellung der Vertikaldistanz (VD) entsprechend des ersten Artikulators die therapeutische dreidimensionale Oberkieferverlagerung unter Berücksichtigung der transversalen und sagittalen Neigung der Kauebene und der Einstellung der dentalen Mittellinie zur Körpermitte simuliert und entsprechend in einem Splint übertragen (Oberkiefer-Splint) (Abb. 3.10). Da der Unterkiefer bei diesem Manöver in seiner Position unverändert bleibt, führen z. B. Oberkieferhochverlagerungen, die bei einer Oberkiefervorverlagerung unerlässlich ist, wenn man die Oberlippen-Schneidekantendistanz beibehalten will, zu einem Höhenzuwachs (Dickenzunahme) des Splintes (zweiter OP-Splint) (Abb. 3.11).

Ebenfalls unter Belassung der Vertikaldistanz (VD) des ersten Artikulators wird im dritten Artikulator die dreidimensionale therapeutische Unterkieferverlagerung durchgeführt und entsprechend der Verlagerungsstrecke der dritte operative Splint (UK-Splint) hergestellt (Abb. 3.12). Bedingt durch die Tatsache, daß zu Beginn der Modelloperation, d.h., im ersten Artikulator, für die Erstellung des Zentrik-Splints der Biß durch Rotation geöffnet wurde, also die Vertikaldistanz erhöht und für alle weiteren Modellpaare in den beiden anderen Artikulatoren übertragen wurde, muß abschließend zur Herstellung des postoperativen Splints (Retainer-Splint) (4. Splint) der Biß im dritten Artikulator wieder auf ein Mindestmaß geschlossen werden. Dieser letzte Splint (Retainer-Splint) dient gleichzeitig nach Entfernung der Kondylen-Positionierungsplatten auch als intraoperativer Kontrollsplint. Er wird von dem Patienten in der Regel vier bis sechs Wochen nach der Operation bis zur eigentlichen knöchernen Konsolidierung getragen, damit ihm die Umgewöhnung an die neue Bißsituation und damit das Durchbrechen des Engramms erleichtert und eine ungestörte knöcherne Heilung der Osteotomiesegmente durch Vermeidung von ungleichmäßiger Belastung der Kiefer während der Heilungsphase vermieden wird. Für eine bimaxilläre Umstellungsosteotomie sind somit 4 Splinte in drei Artikulatoren herzustellen, anders als bei monomaxillären Verlagerungen bei denen in der Regel 2 für den UK- und 3 für die OK-Verlagerung benötigt werden.

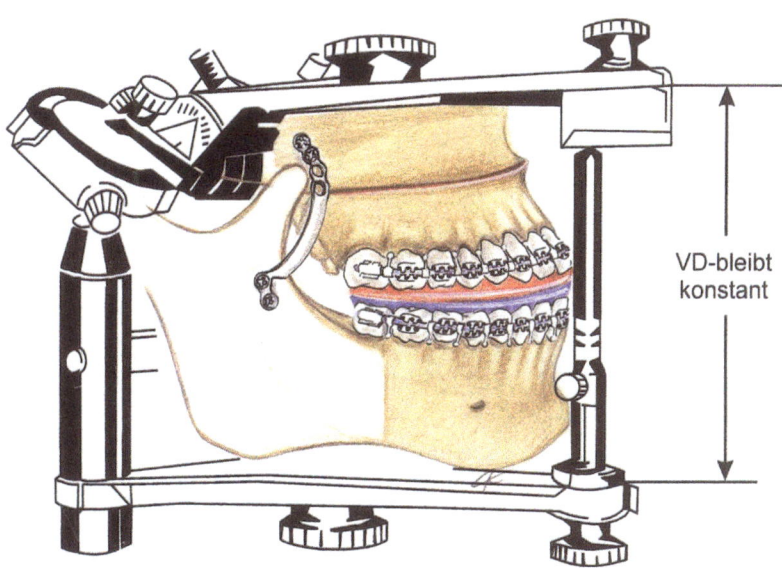

Abb. 3.11. Schematische Darstellung nach OK-Verlagerung der bimaxillären Modelloperationsplanung: Zunächst wird der Oberkiefer unter Beibehaltung der Oberlippen-Frontzahndistanz hoch- und vorverlagert. Die vertikale Distanz bleibt dabei unverändert. In den Operationssplint sind die dreidimensionale Verlagerung des Oberkiefers (rot) und die IST-Position (blau) des Unterkiefers eingearbeitet (2. Splint)

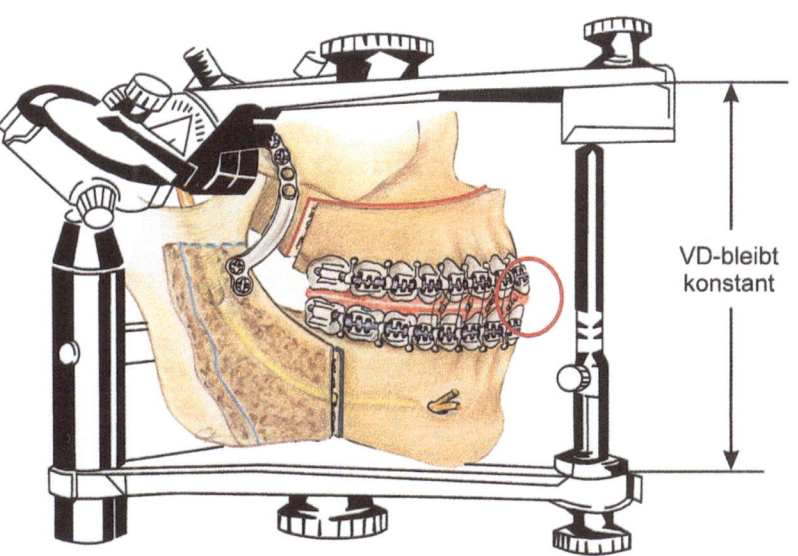

Abb. 3.12. Zustand nach Modelloperation einer bimaxillären Umstellungsosteotomie im Artikulator. Unter Beibehaltung der vertikalen Distanz (VD) erfolgt bei der Modelloperation die dreidimensionale Unterkieferrückverlagerung und Herstellung eines intraoperativen Splints, der die Verlagerungsstrecken nach 3D-Oberkieferverlagerung für die Unterkieferrückverlagerung enthält (rot) (3. Splint)

Splintkonfiguration bei Oberkieferverlagerung

Zur Gewährleistung der intraoperativen zentrischen Relation der Kondylen bei einer Oberkieferumstellungsosteotomie werden wie bei der bimaxillären Umstellungsosteotomie nach Eingliederung des Zentik-Splintes und intermaxillärer Fixierung die lateral Flächen des Ramus ascendenz über Positionierungsplatten mit dem Jochbeinkomplex reproduzierbar miteinander fixiert. Damit wird sichergestellt, daß intraoperationem die 3 dimensionale Lage des Unterkiefers reproduzierbar definiert ist. Höhenverlagerungen des Oberkiefers müssen dem zu Folge in den zweiten Splint, der die räumliche Verlagerung des Oberkiefers nach erfolgter Umstellungosteotomie beinhaltet, eingearbeitet sein. Der zweite Splint kann deshalb interokklusal dicker als der Zentriksplint gestaltet sein, weil der Unterkiefer in seiner therapeutischen Lage unverändert bleibt. Der dritte Splint kennzeichnet den Retainer Splint, der interokklusal wesentlich dünner gestaltet ist (Abb. 3.13, 3.14).

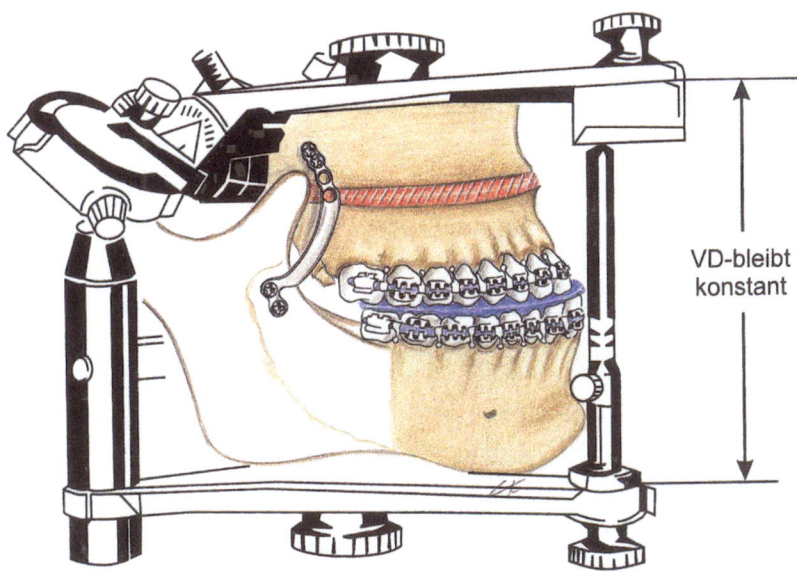

Abb. 3.13. Darstellung der Modelloperationsplanung einer Rerognathie an zentrisch- und schädelbezüglich montierten Ober- und Unterkiefermodellen im Artikulator. Blau dargestellt ist der Zentrik-Splint. Die rotschraffierte Region kennzeichnet das Ausmaß der Oberkieferhöhenverlagerung. Die intraoperative Kondylenpositionierung erfolgt über Positionierungs-Platten, die den Ramus ascendens, wie hier am Beispiel dargestellt, am Jochbeinkomplex unter Beibehaltung der vertikalen Distanz (VD) bei der dreidimensionalen Oberkieferverlagerung fixiert

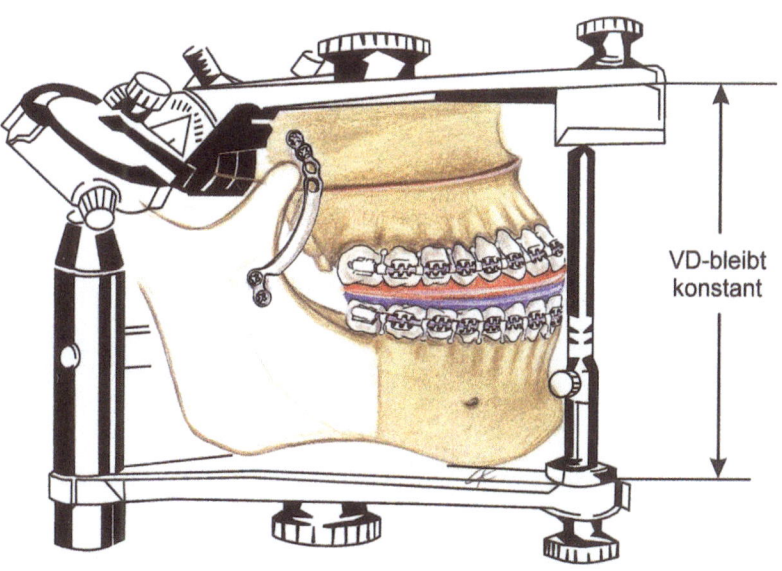

Abb. 3.14. Schematische Darstellung der Modelloperation einer Retrognathie. Zustand nach Oberkieferverlagerung. Unter Beibehaltung der vertikalen Distanz (VD) erfolgt bei der Modelloperation die dreidimensionale Oberkieferverlagerung und Herstellung eines intraoperativen Splintes, der die Verlagerungsstrecken enthält. Durch die zusätzliche Hochverlagerung ist der 2. Splint gegenüber dem Zentrik-Splint um den rot dargestellten Anteil erhöht

Splintkonfiguration bei Unterkieferverlagerung

Um den Unterkiefer in allen 3 Ebenen des Raumes eindeutig intraoperationem reproduzierbar im Rahmen von Umstellungsostetomien zu definieren, werden Modelloperationen im Artikulator zur Herstellung von Operatuionsspinten simuliert.

Für eine solitäre Unterkieferumstellungsosteotomie werden zur exakten räumlichen intraopertiven Positionierung der Kondylen zwei Splinte benötigt. Ein Splint mit Doppelimpressiones, der seitlich einen „Balkon" aufweist, an dem in zentrischer Relation der Kondylen die Positionierungsplatten zwischen der lateral Fläche des Ramus ascendens und dem Splint fixiert werden können. Die auf der Unterseite des Splinten befindlichen Doppelimpressiones markieren die zentrische Relation und die neu einzustellende therapeutische Position des Unterkiefers (Abb. 3.15, 3.16).

Nach Absenkung des Bißes erfolgt anschließend die Herstellung des Retainer-Splints.

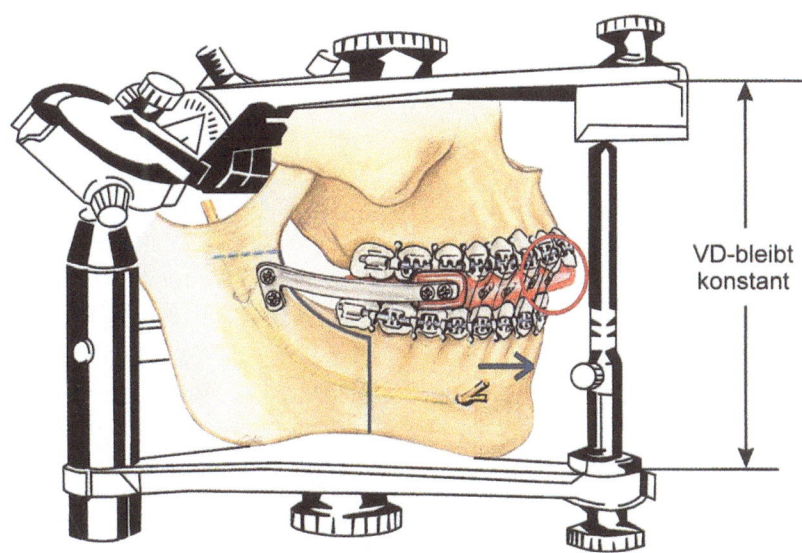

Abb. 3.15. Darstellung der Modelloperationsplanung zur Korrektur einer Retrogenie an zentrisch- und schädelbezüglich montierten Ober- und Unterkiefermodellen im Artikulator. Rot dargestellt ist der Zentrik-Splint. Die intraoperative zentrische Kondylenpositionierung erfolgt über Positionierungs-Platten, die den Ramus ascendens, wie hier am Beispiel dargestellt, mit den OP-Splint unter Beibehaltung der vertikalen Distanz (VD) fixiert

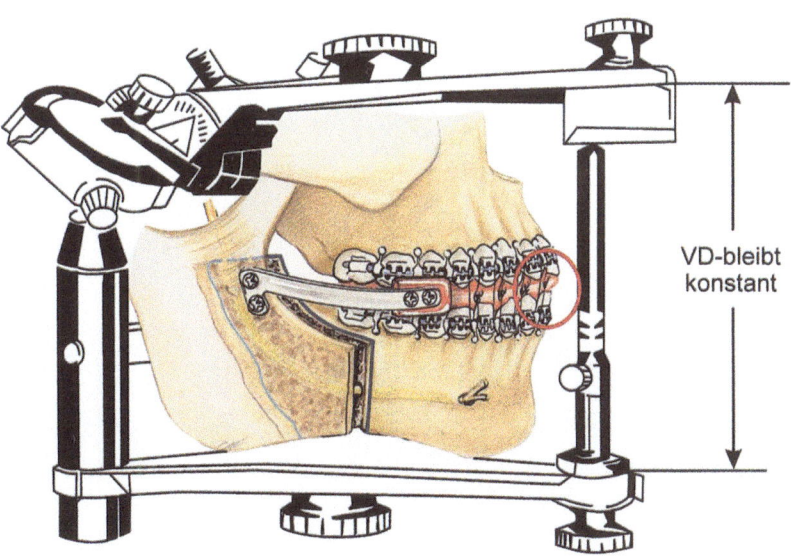

Abb. 3.16. Modelloperation nach Korrektur einer Retrogenie an zentrisch- und schädelbezüglich montierten Ober- und Unterkiefermodellen im Artikulator. Unter Beibehaltung der vertikalen Distanz (VD) wird der Unterkiefer in die therapeutische Position verlagert und in die an der Unterseite des Splintes befindliche Doppelimpressiones dann eingestellt

Splintkonfiguration bei zahnlosen bimaxillären Umstellungsosteotomien

Die Bestimmung der zentrischen Relation erfolgt bei teilbezahnten und zahnlosen Patienten über ein Stützstiftregistrat, das Schädel bezüglich in einen Artikulator zur Herstellung von Prothesensplints montiert wird. Diese Splints werden im Gegensatz zu den bisher beschriebenen Splints mit Osteosyntheseschrauben temporär auf den Kiefern stabil fixiert. Sie verbleiben nach den Umstellungsosteotomien postoperativ fest verankert für ca. 4 Wochen bis zum Abschluß der knöchernen Heilung in der Mundhöhle. Entsprechend den geplanten 3 dimensionalen Verlagerungen des Ober- und Unterkiefers werden nach fester Verankerung der Prothesenschienen sogenannte farbcodierte interokklusale Schlüsselsplins eingegliedert, die die jeweiligen Verlagerungspositionen der Kiefer beinhalten und sich über ihre „pins" and „grooves" definieren (Abb. 3.17, 3.18, 3.19 a, b).

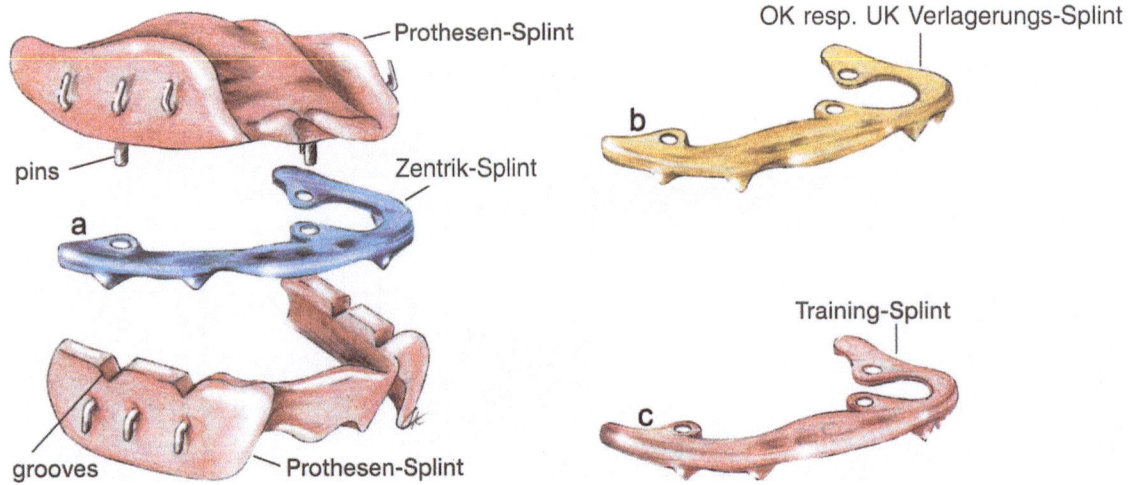

Abb. 3.17. Darstellung der unterschiedlichen Splintkonfigurationen bei Umstellungsosteotomien von zahnlosen bzw. teilbezahnten Patienten unter Beibehaltung der intraoperativen zentrischen Relation der Kondylen

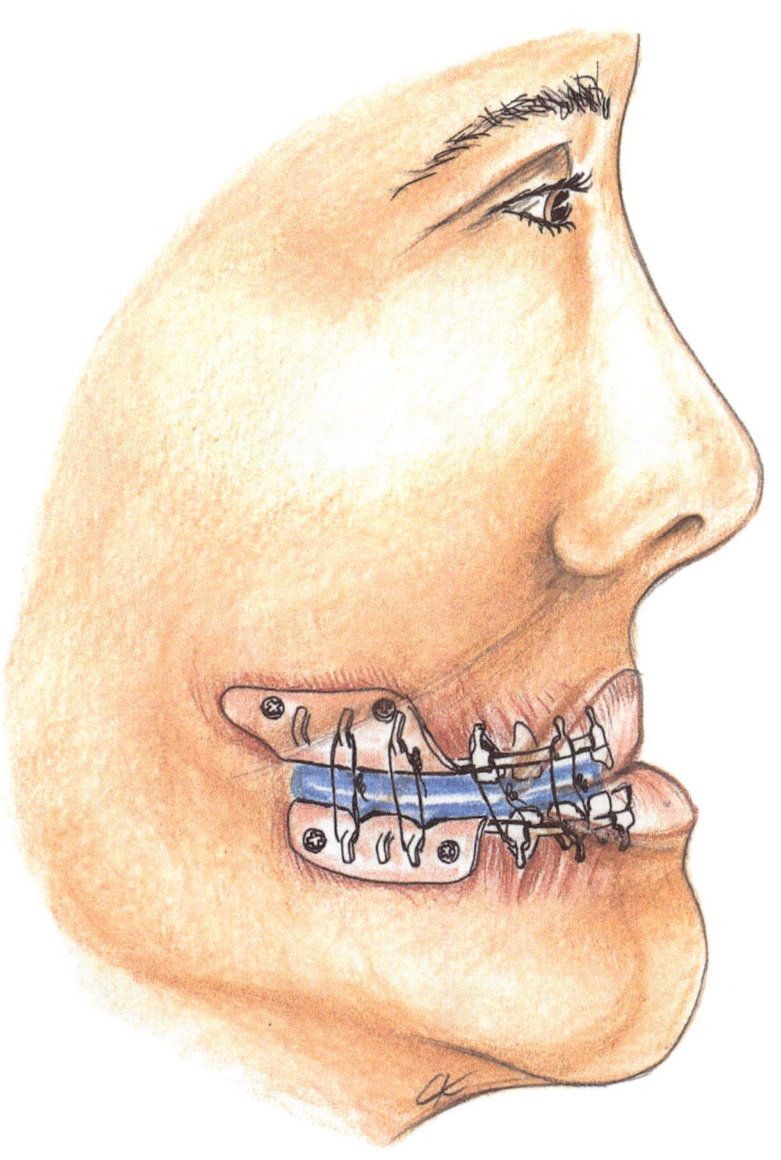

Abb. 3.18. Schematische Darstellung nach Eingliederung von Prothesen-Splints zur bimaxillären Umstellungsosteotomie beim teilbezahnten Patienten. Ausgangssituation. Nach Herstellung von zentrisch- und schädelbezüglich orientierten Ober- und Unterkieferprotesenmodellen sowie Anfertigung von Prothesen-Splints erfolgt zunächst die Eingliederung und stabile Fixierung der Prothesen-Splints mit Osteosyntheseschrauben im Ober- und Unterkiefer. Anschließend wird der blau dargestellte Zentrik-Splint eingegliedert und eine starre intermaxilläre Fixation vorgenommen. Die intraoperative Kondylenpositionierung erfolgt über Positionierungs-Platten, die bei bimaxillärer Umstellungsosteotomie den Ramus ascendens am Jochbeinkomplex unter Beibehaltung der vertikalen Distanz (VD) fixieren

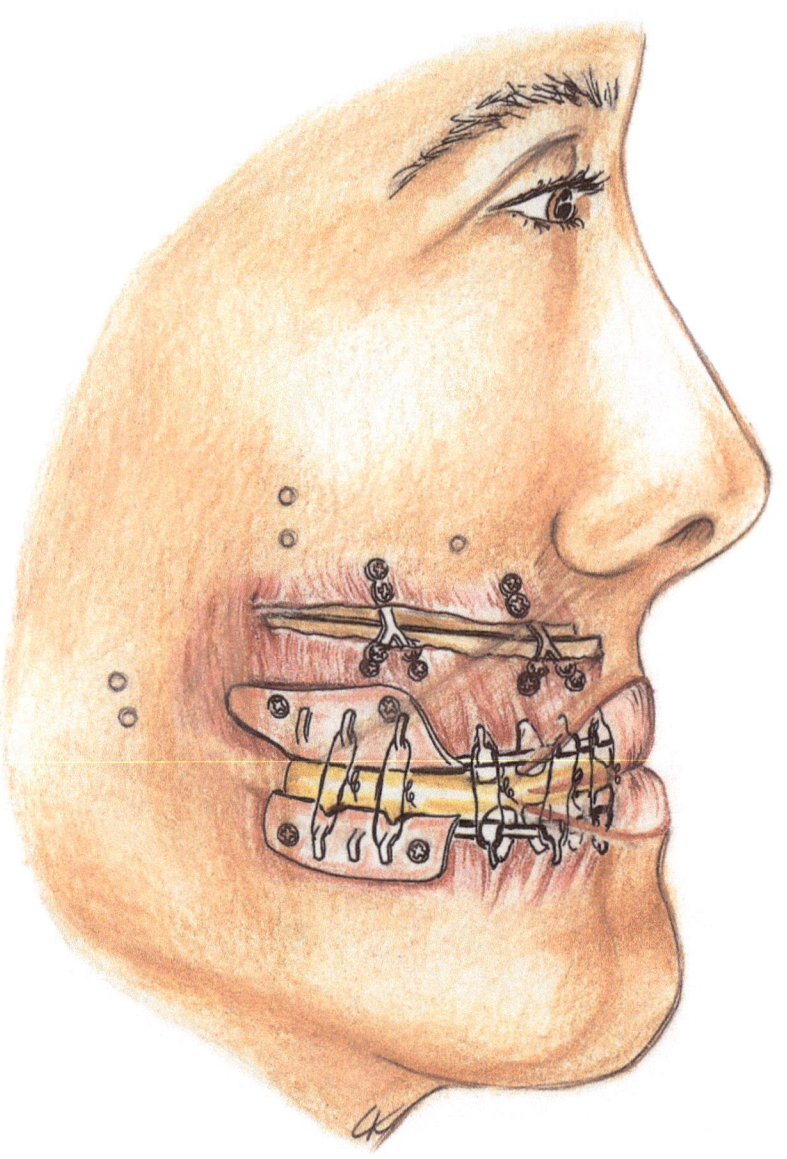

Abb. 3.19a. Schematische Darstellung der bimaxillären Umstellungsosteotomie beim teilbezahnten Patienten: Zunächst wird der Oberkiefer unter Beibehaltung der Oberlippen-Frontzahndistanz hoch und vorverlagert. In den nun eingegliederten, gelben Operationssplint sind die dreidimensionale Verlagerung des Oberkiefers und die IST-Position des Unterkiefers eingearbeitet. In dieser neuen therapeutischen Position wird der Oberkiefer mit Osteosyntheseplatten 3-D stabil unter Beibehaltung der zentrischen Kondylenposition fixiert. Anschließend wird nach Entfernung der Positionierungsplatten die intermaxilläre starre Immobilisation gelöst und der gelbe Splint wieder entfernt, um die geplante Unterkieferverlagerung vornehmen zu können

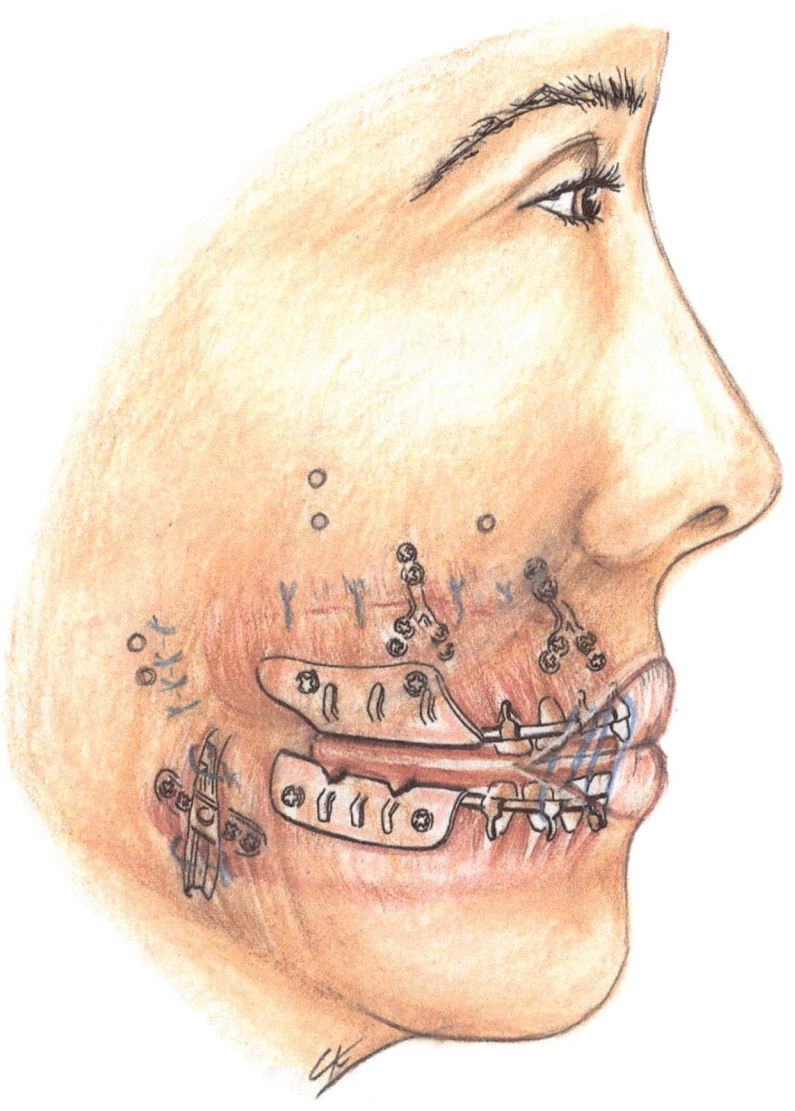

Abb. 3.19 b. Schematische Darstellung nach erfolgter bimaxillärer Umstellungsosteotomie beim teilbezahnten Patienten. Unter Beibehaltung der vertikalen Distanz (VD) erfolgt nach der Oberkieferverlagerung die dreidimensionale Unterkieferverlagerung durch Eingliederung des roten intraoperativen Splints, der die Verlagerungsstrecken nach 3D-Oberkieferverlagerung für die Unterkieferrückverlagerung enthält. Nach Verlagerung des Unterkiefers in die neue therapeutische Position wird der Unterkiefer mit Osteosynthesplatten 3-D stabil fixiert und die intermaxilläre starre Immobilisation gelöst. Abschließend werden im Rahmen der Knochenheilung für 3–4 Wochen training elastics eingegliedert, um Fehlbelastungen der Osteotomiesegment bei eingegliedertem Trainingssplint für den Zeitraum des knöchernen Heilungsprozesses zu vermeiden. Gleichzeitig dient er als unterstützende hilfreiche Maßnahme, das präoperative Engramm zu durchbrechen, um sicher die neue therapeutische Bißlage einzunehmen

Designkonzept der Ober- und Unterkieferosteotomien

Oberkieferosteotomie. Eine zwei- als auch dreidimensionale Oberkieferverlagerung kann in manchen Fällen zu einem unzureichenden Knochenkontakt bzw. der Osteotomieflächen führen, insbesondere, wenn es sich um extrem hypoplastische Oberkieferkomplexe handelt. Häufig stellt sich gerade bei diesen Situationen eine extrem dünne und fragile Kieferhöhlenwandung dar, so daß in manchen Fällen nach der Oberkieferverlagerung kein ausreichend sicherer Halt für eine rigide Fixation mit Osteosyntheseplatten gewährleistet ist. Wird die Osteotomie auf Le-Fort-I-Ebene tief basal gewählt und zusätzlich eine Oberkieferhochverlagerung und Knochenresektion der Maxilla geplant, so kann es durch die unregelmäßige Konfiguration der Knochenwände proximal und distal des Segmentes nach der Umstellungsosteotomie zu einem teleskopierenden Effekt des Oberkiefers in die Kieferhöhle kommen. Dadurch kann sich eine knöcherne Instabilität zwischen den Osteotomiesegmenten und letztlich die Ausbildung einer Pseudarthrose einstellen. Zur Vermeidung derartiger Komplikationen bietet sich eine Variation des geometrischen Designs der Osteotomie und zum anderen die Verwendung von kortikospongiösen Knochentransplantaten aus dem Becken einschließlich der rigiden Fixation mit Plattenosteosynthesen an. Dabei sollte darauf geachtet werden, daß kräftige knöcherne Strukturen zur Aufnahme von rigiden Platten in den Osteotomiesegmenten, vor allem im posterioren und anterioren Bereich, miteinzubeziehen sind. Ratsam ist es darüber hinaus, daß nach der Umstellungsosteotomie kräftige knöcherne Osteotomiesegmente zur Aufnahme von „Bio-Butress-Kräften" gegenüberstehen, um eine sichere knöcherne Konsolidierung der Fragmente zu gewährleisten.

Unterkieferosteotomie. Ähnliche Probleme ergeben sich auch hinsichtlich des Unterkiefers. Werden die aus der prärigiden Fixationszeit stammenden, postmolaren sagittalen Spaltungstechniken nach Obwegeser, Dal Pont oder Hunsuck gewählt, so ergeben sich gelegentlich auch bei diesen als Standardverfahren etablierten und als sicher eingestuften Techniken im Hinblick auf die knöcherne Konsolidierung einige nicht unerhebliche Komplikationen, insbesondere beim Spaltungsversuch, die auf die anatomische Besonderheit des Ramus ascendens zurückzuführen sind. Gerade bei hypoplastischen Rami ascendentes wird häufig eine spärlich ausgebildete Pars spongiosa besonders bei einer Retrogenie beobachtet. Teils sind sogar die Compactae zwischen Incisura semilunaris und tief basal des Foramen mandibulae miteinander verschmolzen, so daß es beim retromolaren Spaltungsversuch nach der Methode von Obwegeser bzw. Dal Pont zu ungerichteten Splitterfrakturen bis hinauf in das Collum mandibulae kommen kann. Diese beim Spaltungsversuch entstandenen Frakturen sind selten einfach zu therapieren. Zur Vermeidung derartiger Komplikationen empfiehlt es sich daher, in besonderen Fällen eine genaue Strukturanalyse des Ramus ascendens durch bildgebende Verfahren durchzuführen bzw. durch Zurückgreifen auf andere operative Techniken zur Verlagerung des Unterkiefers, wie z. B. die vertikale, postforaminäre Osteotomie oder die supraforaminäre sagittale Spaltungsosteotomie nach Hönig und modifiziert nach Höltje. Die dabei nach Osteotomie und Verlagerung entstandenen Osteotomieflächen der Segmente sind in der Regel ausreichend groß für eine sichere knöcherne Konsolidierung bei gleichzeitiger Stabilisierung der Fragmente durch rigide Plattenosteosynthesen. Bei ausreichender Operationserfahrung erweisen sich diese Osteotomien auch hinsichtlich ihrer Gefäß-Nervenbündelschädigung der retromolaren sagittalen Spaltungsosteotomie überlegen, stellen aber höhere Anforderungen an den Operateur und eignen sich in der Regel nur bei kleinen Verlagerungsstrecken ohne übermäßige Rotation des Unterkiefers.

Die heute allgemein empfohlene Osteotomie zur Verlagerung des Unterkiefers stellt das Verfahren nach Hunsuck im Bereich des Ramus ascendens mandibulae dar. Die Besonderheit dieses Verfahrens der beidseitigen retromolaren sagittalen Spaltung des Unterkiefers besteht darin, die medialen Osteotomien nicht wie bei der Orginalmethode nach Obwegeser bis an den Hinterrand des Ramus ascendens zu legen, sondern die Osteotomie der medialen Pars kompakta nur bis zur konkaven Einziehung der Innenfläche des Ramus ascendens dorsal des Foramen mandibulae zu führen. Dadurch lassen sich erstens eine Verletzung der V. retromandibularis vermeiden und zweitens postoperative Rezidive durch Belassen des M. pterygoideus medialis und somit der gesamten Muskelschlinge am proximalen Fragment reduzieren.

Historisch betrachtet ist die retromolare sagittale Spaltungsosteotomie im Hinblick auf die sichere knöcherne Konsolidierung durch ihre breit angelegte Osteotomiefläche allen anderen Osteotomieverfahren im Unterkiefer, allerdings zu Lasten der Risiken der Gefäßnervenbündelschädigung, überlegen, insbesondere die Methode nach Dal Pont, bei der die vertikale Osteotomielinie bis in Höhe der 6er reicht. Diese Osteotomieform hatte für die damalige Zeit (der 50er und 60er Jahre) den unumstrittenen Vorteil, daß eine optimale Knochenanlagerungsfläche entstand und eine sichere Ruhigstellung der Osteotomiesegmente für die knöcherne Konsolidierung durch die einfach zu handhabende perimandibuläre Drahtumschlingung gewährleistet war. Die klinischen Erfahrungen und die Erfahrungen aus der Traumatologie haben aber gezeigt, daß wir nicht mehr unter allen Umständen derartig große Osteotomieflächen zur knöchernen Konsolidierung benötigen, wenn die Osteotomiesegmente ausreichend sicher während der knöchernen Heilungsphase durch rigide Plattenosteosynthesen oder Schrauben ruhiggestellt werden können.

Anatomische Besonderheiten bedürfen deshalb individuell angepaßter, risikoarmer und nicht stereotyper Operationstechniken, um das bestmögliche postoperative Ergebnis zu erzielen.

Operationstechniken

Oberkieferverlagerung

Designkonzept der Oberkieferverlagerung. Die Le-Fort-I-Osteotomie basiert auf der von René Le Fort angegebenen Bruchebene des Oberkiefers horizontal vom übrigen Mittelgesicht, allerdings unter Belassung des Processus pterygoideus. Der so gelöste Oberkiefer läßt sich in alle drei Ebenen mobilisieren und gleichzeitig durch Segmentierung verbreitern, nivellieren und in Symmetrie bringen. Die Höhe der Osteotomielinie bewegt sich innerhalb der anatomisch realisierbaren Grenzen, entsprechend der geplanten Verlagerung, wobei nicht nur die dentale Komponente, d.h., die Bißlage, sondern auch das präoperative Profil mitberücksichtigt wird. Dabei kann entsprechend der geplanten Umstellungsosteotomie die Osteotomieebene parallel zur Kauebene bei sagittaler oder transversaler Verschiebung oder auch in verschiedenen Ebenen geneigt sein. Dies ist abhängig von der präoperativen Situation und der gewünschten Profilverbesserung. Ist eine zusätzliche mentale sagittale Projektion ohne eine eigentliche Genioplastik gewünscht, so kann dies in geringem Umfang durch entsprechende anteriore Oberkieferhochverlagerung und folgende Autorotation des Unterkiefers erzielt werden.

Freilegung des Oberkiefers. Bei der Standard-Version der Le-Fort-I-Osteotomie wird nach perioperativer Verabreichung von Antibiotika und Fortecortin® als Schwellungsprophylaxe nach nasaler ITN und kontrollierter Hypotension mit Senkung des arteriellen Mitteldruckes auf 80 mmHg das Operationsgebiet mit UDS-Forte® infiltriert, um Blutungen bei der Weichteilschnittführung zu vermeiden. Dann wird hoch vestibulär von Zahn 16 bis Zahn 26, 5 mm oberhalb der mukogingivalen Grenze, eine horizontale, zirkumvestibuläre Inzision unter Berücksichtigung des Oberlippenfrenulums, das mit einem Seidenfaden temporär als Mittellinienmarkierung umstochen wird, vorgenommen. Schonend wird subperiostal die kaudale Freilegung des Oberkiefers vorgenomen, die lediglich die Apices der knochenbedeckenden Zähne und ausreichend Spielraum für eine eventuell vorzunehmende interdentale Osteotomie ermöglicht, um die Blutversorgung über das Periost maximal zu halten; nach kranial wird dagegen weitflächig die Apertura piriformis, das Foramen infraorbitale, der Processus zygomaticus mit Anteilen des Jochbogens und die dorsolaterale Kieferhöhlenwand bis zur Fossa pterygopalatina dargestellt. Das Mukoperiost der Nasenhöhle wird vom Nasenboden sowie von der Basis des Nasenseptums und der lateralen Wand mit einem Instrument nach Freer tunnelierend abgehoben. Zusätzlich werden Anteile des M. masseter am Jochbogen partiell abgesetzt, um einen maximalen Zugang zum inferior-medialen Aspekt des Jochbeins zu bekommen. Auf dem freiliegenden Oberkiefer wird die zu planende Osteotomie mit einem Bleistift markiert, wobei ein Mindestabstand von 5 mm zu den Wurzelspitzen eingehalten werden sollte.

Intraoperative Gelenkpositionierung. In der Vergangenheit haben sich verschiedene Methoden der intraoperativen Gelenkposition bewährt, wobei international die dreidimensionale stabile, temporäre intraoperative Positionierung mittels Miniplatten zwischen Processus zygomaticus und Ramus ascendens bei Oberkiefer- und bimaxillären Umstellungsosteotomien Verwendung findet (Abb. 3.20).

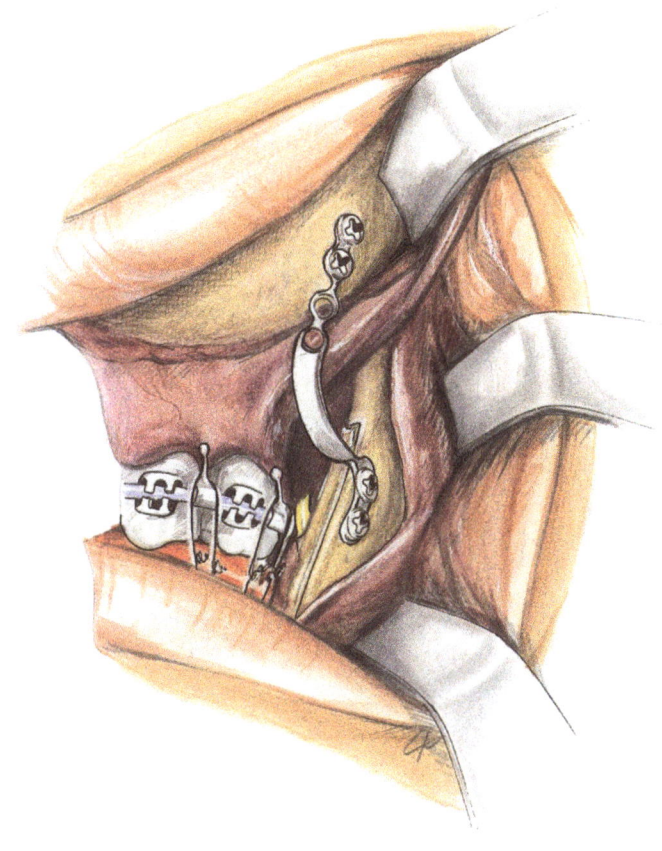

Abb. 3.20. Schematische Darstellung der intraoperativen Gelenkpositionierung am Beispiel einer bimaxillaren Umstellungsosteotomie. Der R. ascendens wird temporär durch Postionierungsosteosyntheseplatten nach zuvor durchgeführter Osteotomie des UK's ohne ihn jedoch zu spalten mit dem Jochbeinkomplex in zentrische Relation verbunden

Der Positionierungstechnik liegt der Gedanke zugrunde, die zentrische Relation der Kiefergelenke intraoperativ exakt beizubehalten und gleichzeitig durch die dreidimensionale Umstellungsosteotomie der Kiefer eine „neue", zentrische Okklusion anzustreben. Zwar gelingt dies in einigen Fällen von geübten Operateuren auch ohne die heute als Standard geltende Positionierungstechnik, doch ist die Fehlerhäufigkeitsrate extrem hoch, nicht zuletzt bedingt durch die während der Narkose bestehende muskuläre Relaxation.

Die sagittale und transversale Neoposition des Oberkiefers wird durch die okklusale Beziehung über den Oberkiefersplint zum Unterkiefer festgelegt. Da der Unterkiefer in allen drei Ebenen des Raumes frei beweglich ist, muß er in seiner Lage in eine eindeutig definierte, also zentrische Position gebracht werden, die über den Zentrik-Splint eingestellt werden kann und die sagittale und transversale Lage des Unterkiefers festlegt. Die 3-D-Position des Unterkiefers wird über die Positionierungsplatten bei eingegliedertem zentrischen Splint definiert.

Dabei werden vor jeglicher Umstellungsosteotomie die Rami ascendentes mit langen Miniosteosyntheseplatten zwischen Processus coronoideus und Processus zygomaticus temporär fixiert. Durch den jeweiligen Splint und gleichzeitig Positionierungsplatten ist die Unterkieferlage zu jeder Zeit eindeutig definiert. Dazu bedarf es allerdings der Freilegung der Vorderkante und der Lateralfläche des Ramus ascendens bis zur Molarenregion. Nach Eingliederung des Zentrik-Splintes erfolgt die temporäre intermaxilläre Fixation mit Draht der Stärke 4×0. Die Positionierungsplatten werden beidseits spannungsfrei dem Plateau des Processus zygomaticus und der Lateralfläche des Processus coronoideus angepaßt und mit vier 6 mm langen Schrauben mit Hilfe eines Winkelbohrers bzw. Schraubendrehers monokortikal fixiert. Über diese Platten ist nun für den weiteren Operationsverlauf auch die vertikale Lage des Unterkiefers (VD) bei allen Umstellungsosteotomien exakt festgelegt.

Nun erfolgt die eigentliche Osteotomie zur Oberkieferumstellungsosteotomie. Die Positionierungsplatten werden unter Hinterlassung der jeweils vier Referenzlöcher zur späteren Reinsertion der Platten und Schrauben entfernt und für den weiteren Operationsverlauf getrennt aufbewahrt.

Zur exakten Neopositionsbestimmung des Oberkiefers, z.B. nach Höhenreduktion, hat sich die Messung der Vertikaldistanz (VD) mit eingegliedertem, intermaxillär fixiertem Zentrik-Splint als hilfreich erwiesen (Abb. 3.21 u. Abb. 3.22). Dazu werden zwei Bohrlöcher rechts und links der fazialen Kieferhöhlenwand in Höhe der 6er und 3er oberhalb der Osteotomielinie angelegt. Die Vertikalmessung erfolgt zwischen diesen Markierungslöchern und der Bracket-Mitte der Unterkiefereckzähne bzw. der 6er Molaren.

Die Vertikaldistanz wird registriert. Nach Oberkieferverlagerung und Eingliederung des Oberkiefer-Splints müssen diese Werte exakt mit den Werten nach der Neopositionierung des Oberkiefers einschließlich z.B. einer Oberkieferhöhenreduktion übereinstimmen, da in allen drei Artikulatoren die Vertikaldistanz (VD) konstant gehalten wurde und die Verlagerungsstrecken demnach im Oberkiefer-Splint, also intraoperativ, mit einfließen.

Le-Fort-I-Osteotomie. Unter Schutz des Tubus und der Nasenschleimhaut wird mit einem Spatel nach genauem Vermessen der Le-Fort-I-Osteotomielinie die Osteotomie des Oberkiefers mit einer Stichsäge vorgenommen (Abb. 3.23).

Dazu wird zum Schutz der Weichteile, insbesondere zum Schutz des Bichatt-Fettkörpers, subperiostal ein Obweger-Haken in die Fossa pterygopalatina eingesetzt. Nur mit leichtem Druck der Stichsäge erfolgt nun die Osteotomie des Oberkiefers von der Fossa pterygopalatina aus in Richtung des Nasenbodens, entsprechend der angezeichneten Osteotomielinie, auf beiden Seiten. Ein Obweger-Meißel, dessen Arbeitsrichtung und gebogene Klinge laterokaudal gerichtet ist, wird an der Sutur zwischen Tuber maxillaris und Processus pterygoideus angesetzt. Mit zwei bis drei Hammerschlägen wird der Oberkiefer vom Pterygoid gelöst (Abb. 3.24 u. Abb. 3.25).

Mit einem Septummeißel erfolgt die Abtrennung von Septum und Vomer vom Oberkiefer. Der Oberkiefer ist nun nur noch an den dorsalen Weichteilen gestielt und gegebenenfalls noch partiell mit der dorsalen Kieferhöhlenwand verbunden, wenn das Stichsägeblatt die hintere Kieferhöhlenwand nicht miterfaßt hat (Abb. 3.26).

Letzte verbleibende knöcherne Verbindungen werden durch kräftigen Druck auf die vorderen Anteile des Oberkiefers in kaudale Richtung frakturiert. Dazu wird kranial der Oberkiefer in Höhe des Alveolarfortsatzes mit dem Daumen und den Fingern beidseits umfaßt, wobei die Daumen auf den Oberkieferzähnen abgestützt sind, und nach kaudal im Sinne einer „down fracture" mobilisiert. Dabei wird der Osteotomiespalt weit aufgeklappt (Abb. 3.27).

Es folgt die Mobilisation des Oberkiefers. Dies gelingt am besten mit einem gebogenen Raspatorium, das den Tuber maxillaris umfaßt und nach vorn Zug ausübt, wobei mit der anderen Hand der

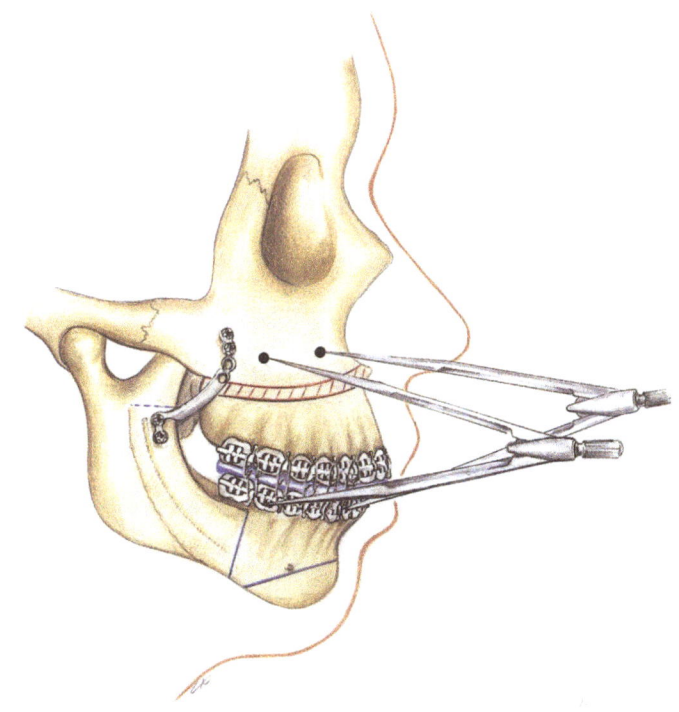

Abb. 3.21. Schematische Darstellung der intraoperativen Bestimmung der vertikalen Distanz im 6er- und 3er-Bereich oberhalb der Osteotomie zwischen Ober- und Unterkiefer bei zentrischer Kondylenpositionierung. Die präoperative vertikale Distanz muß mit der postoperativen nach Oberkieferverlagerung übereinstimmen

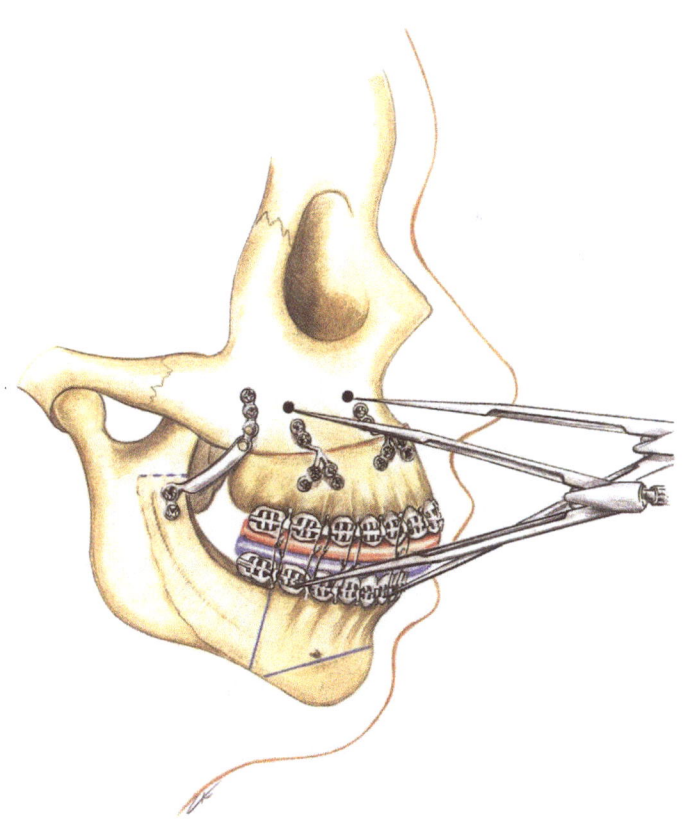

Abb. 3.22. Schematische Illustration der vertikalen Distanz nach dreidimensionaler Oberkieferverlagerung und Fixierung. Die präoperative vertikale Distanz muß der postoperativen Distanz entsprechen

Oberkiefer unterstützend mobilisiert werden kann. Der knöcherne Nasenboden und die beiden Kieferhöhlen sind nach der Down fracture des Oberkiefers gut einsehbar.

Aus dieser Situation können unter optimaler Übersicht alle Knocheninterferenzen mit rotierenden oder oszillierenden Instrumenten unter Schonung der Gefäß-Nervenbündel, der A. palatina und der Nn. palatini für die notwendigen Verlagerungen beseitigt werden (Abb. 3.28).

Der Oberkiefer wird so mobilisiert, daß er sich innerhalb der geplanten Verlagerungsstrecke locker und ohne Spannung der dorsal ansetzenden Weichteile einstellen läßt.

Oberkieferhochverlagerung und Fixierung. Zur Hochverlagerung des Oberkiefers muß neben der streifenförmigen Resektion des Knochens der Nasennebenhöhle auf Le-Fort-I-Ebene das Nasenseptum und die Bodenleiste gekürzt werden (Abb. 3.29).

Sollen parasagittale Erweiterungen oder Segmente verlagert werden, so können diese mit einer Stichsäge unter digitaler palatinaler Kontrolle, damit die palatinale Schleimhaut nicht verletzt wird, erfolgen. Bei einer transversalen Erweiterungen von 5–6 mm reicht in der Regel eine einseitige parasagittale Osteotomie aus.

Bei transversalen Erweiterungen von mehr als 6 mm ist es ratsam, eine beidseitige parasagittale Osteotomie des Oberkiefers durchzuführen, wobei im allgemeinen transversale Erweiterungen von mehr als 8 mm das obere Limit darstellen, weil es sonst in der palatinalen Schleimhaut durch erhöhte transversale Beanspruchung zu Nutritionsstörungen und Nekrosen kommen kann. Es empfiehlt sich, Frontzahnsegmentostetomien zwischen den Prämolaren und Eckzähnen anzulegen, da hier eine physiologische Lücke zwischen diesen Zähnen besteht und es infolge dessen zu besseren kosmetischen Ergebnissen kommt (Abb. 3.30).

Nach spannungsfreier Mobilisation des Oberkiefers und Abtragung der Knocheninterferenzen schließt sich die Eingliederung des Oberkiefersplints und die intermaxilläre Immobilisation mit Draht der

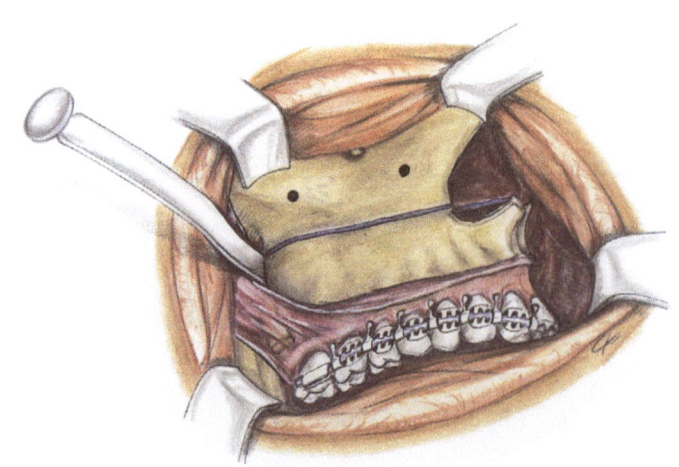

Abb. 3.23. Schematische Darstellung der Oberkieferosteotomie mittels einer Stichsäge

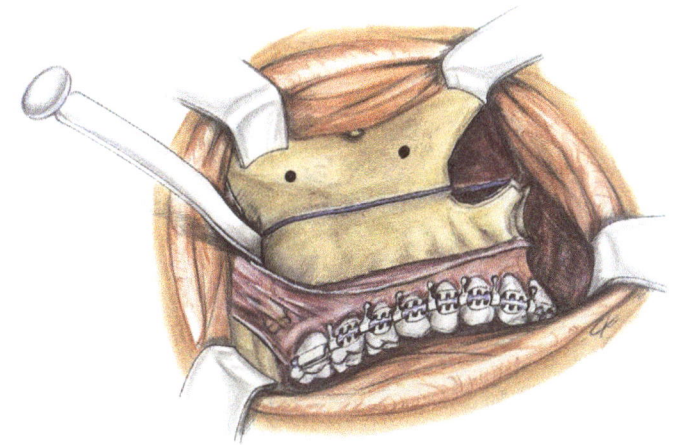

Abb. 3.24. Schematische Darstellung der Oberkieferablösung vom Pterygoid mit einem Pterygoidmeißel nach Obwegeser

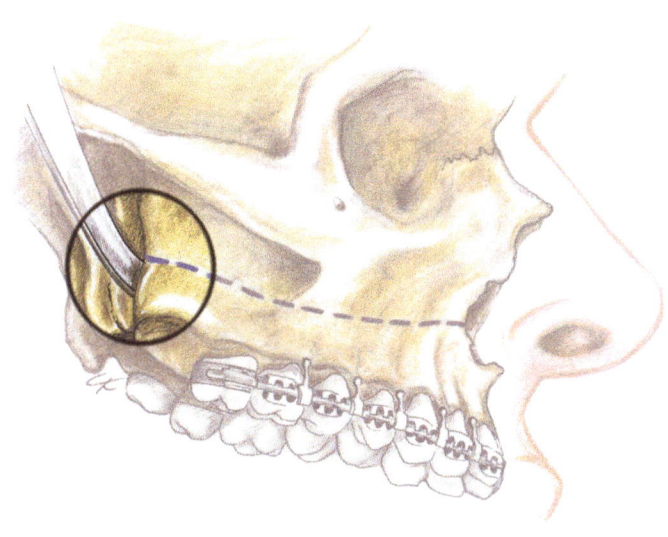

Abb. 3.25. Schematische Darstellung der Einstellung des Pterygoidmeißels zwischen Oberkiefer und Pterygoid

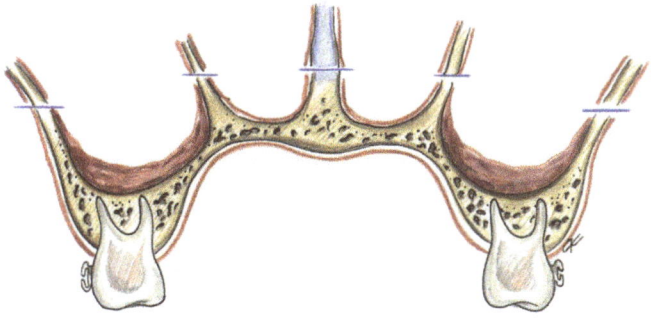

Abb. 3.26. Schematische Darstellung der Oberkieferosteotomie im Querschnitt durch Sinus und Septum nasi (blau)

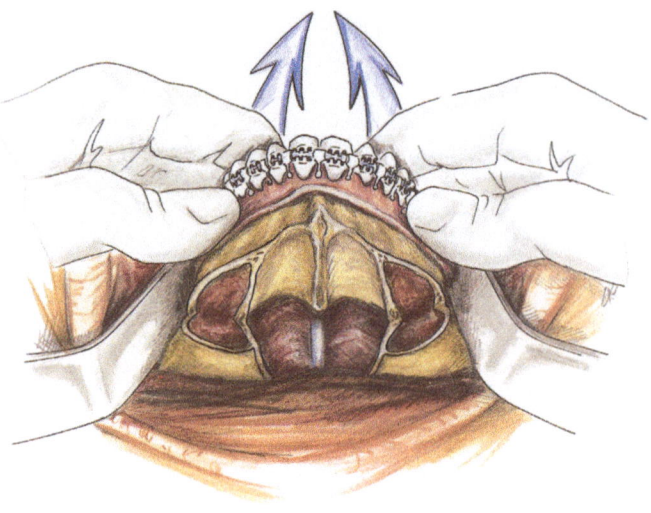

Abb. 3.27. Schematische Darstellung der „down fracture" nach erfolgter Oberkieferosteotomie. Manuell wird der Oberkiefer nach kaudal mobilisiert (Pfeile)

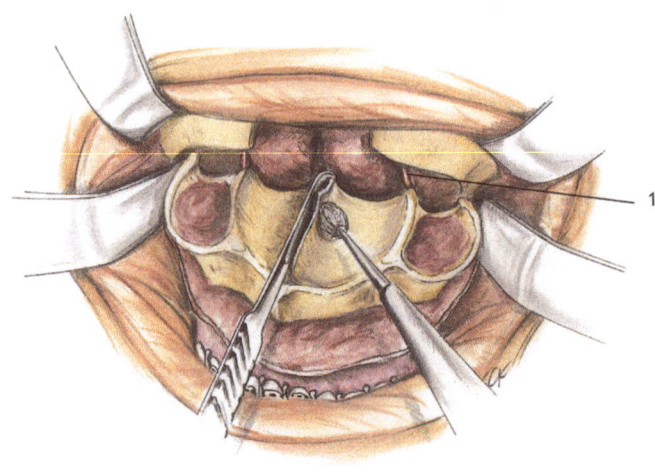

Abb. 3.28. Aufsicht auf den Le-Fort-I-osteotomierten und nach kaudal mobilisierten Oberkiefer. Schematische Illustration der Abtragung der Knocheninterferenzen unter Schutz eines abgewinkelten Raspatoriums. Im dorsalen Rand tritt die A. palatina (1) auf beiden Seiten in den Oberkiefer ein

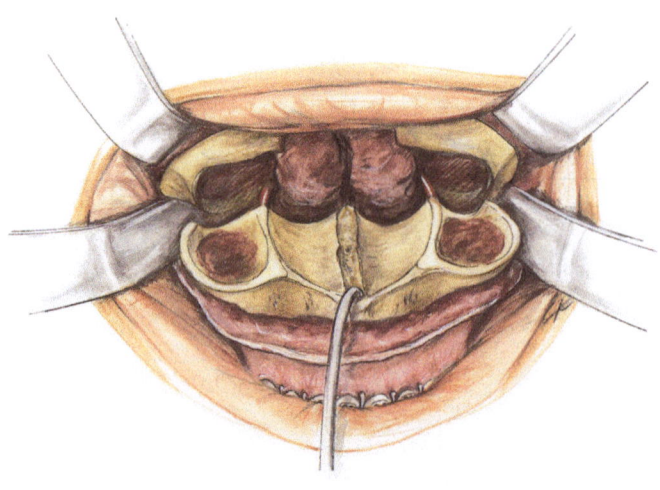

Abb. 3.29. Schematische Darstellung nach Abtragung der Knocheninterferenzen einschließlich der Septumbodenleiste mit Blick auf den Sinusboden (rot)

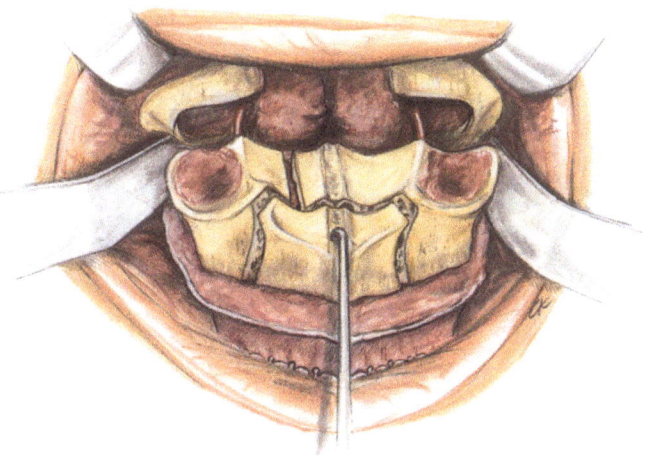

Abb. 3.30. Schematische Darstellung eines dreifach osteotomierten Oberkiefers zur transversalen Erweiterung und Verlagerung des Oberkieferfrontzahnsegments

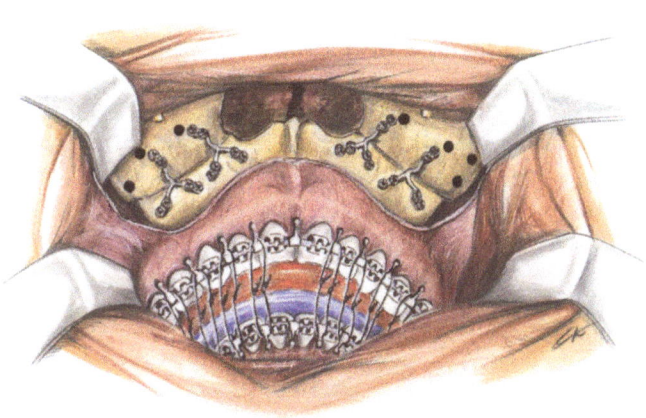

Abb. 3.31. Schematische Darstellung nach dreidimensionaler Oberkieferverlagerung und Fixierung mit Panfix-Osteosyntheseplatten bei eingegliedertem intraoperativem Splint und temporärer intermaxillaren Fixation. Die Höhenverlagerung des Oberkiefers wurde im intraoperativen Splint unter Beibehaltung der präoperativen Vertikaldistanz berücksichtigt (hellrot). Die Punkte oberhalb der Osteosyntheseplatten kennzeichnen die Referenzlöcher für die Bestimmung der intraoperativen Vertikaldistanz im 3er- und 6er-Bereich zwischen Ober- und Unterkiefer. Die Punktepaare im Jochbeinkomplex stellen die Referenzlöcher für die Positionierungsplatten dar

Stärke 4×0 an. Durch Rotation des Oberkiefer-Unterkieferblockes um die Gelenkachse des Unterkiefers wird der Oberkiefer beidseits gleichmäßig und gleichförmig in Knochenkontakt mit der Apertura piriformis und der Crista zygomaticoalveolaris gebracht. Die Vertikaldistanz (VD), die exakt wieder der präoperativen Vertikaldimension entsprechen muß, wird im Molaren- und Frontzahnbereich gemessen. Es folgen das erneute Eingliedern und die spannungsfreie Fixation der Positionierungsplatten in den entsprechenden Referenzlöchern. In dieser jeweils fixierten Position wird der Oberkiefer in seiner neuen Lage jeweils mit einer Panfix-Y-Platte im Bereich der Crista zygomaticoalveolaris und jeweils mit einer Y-Platte im paranasalen Bereich spannungsfrei fixiert (Abb. 3.31).

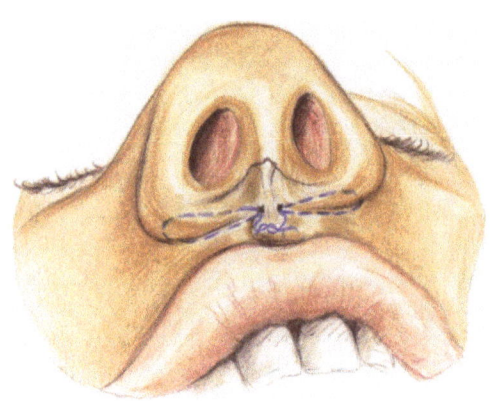

Abb. 3.32. Schematische Darstellung der Approximation der Nasenflügelbasen

Nasenflügelapproximation. Durch die subperiostale Ablösung der Weichgewebe im Bereich des Mittelgesichtes verlieren eine Reihe von mimischen Muskulaturen ihren skelettalen Ansatz (z. B. Musculus nasalis, Levator labii). Postoperativ führt dies dann zur Verbreiterung der Naseneingangsbasis und konsekutiver Verbreiterung der Mundspalte mit Verschmälerung des Lippenrotes. Zur Vermeidung dieser unerwünschten Nebenwirkungen empfiehlt sich daher eine Anrotation der Nasenflügelbasis vorzunehmen. Dazu wird mit resorbierbaren Fäden eine Approximierung und Fixierung der Nasenflügelbasis an der Spina nasalis nach Anlage eines Bohrloches vorgenommen, um dieser Verbreiterung der Nasenflügelbasis nach Oberkiefer-Umstellungsosteotomien vorzubeugen (Abb. 3.32).

Unterkieferosteotomie nach Hunsuck.
Nach typischer Weichteilschnittführung auf der Vorderkante des aufsteigenden Astes erfolgt die subperiostale, sparsame Darstellung des Ramus ascendens bukkal und lingual im Kieferwinkelbereich, ebenso die Darstellung der Lingula (Abb. 3.33).

Nach Abschieben des Nerv-Gefäß-Bündels wird mit einer olivenförmigen Fräse ca. 3–4 mm unterhalb der Incisura mandibulae eine horizontale Rinne von etwa 6–7 mm Größe bis kurz hinter das Foramen mandibulae angelegt (Abb. 3.34 u. Abb. 3.35).

Mit einer Mikrostichsäge wird nun von der Basis der Rinne die Pars corticalis an der Vorderkante des Ramus ascendens und der Retromolarregion bis Regio 47, modifiziert nach dem Vorschlag von Hunsuck, durchtrennt (Abb. 3.36 u. Abb. 3.37).

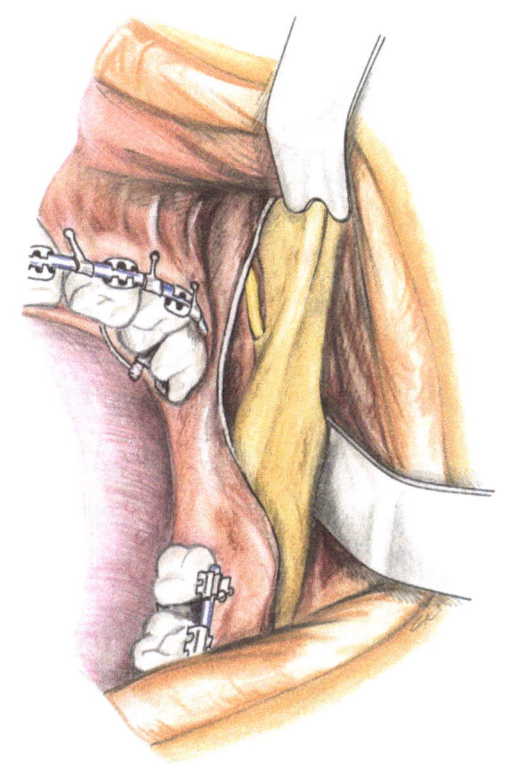

Abb. 3.33. Schematische Darstellung der Freilegung der medialen und lateralen Fläche des R. ascendens. Gelb: N. alveolaris inferior mit darunter liegender Lingula

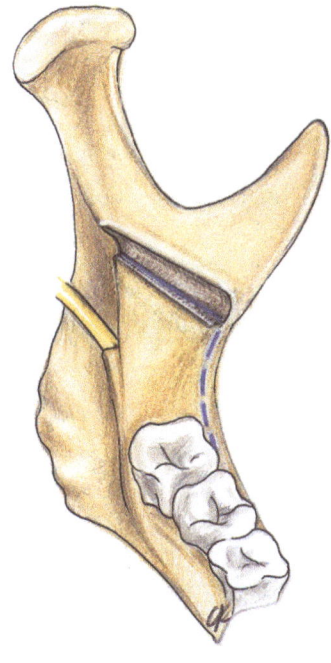

Abb. 3.34. Schematische Darstellung der Osteotomielinien. Mediale Ansicht. Durch die Anlage einer horizontalen Knochenrinne oberhalb des Foramen mandibulae läßt sich die horizontale Osteotomie mit einer Stichsäge erleichtern

Dabei wird die horizontale Osteotomie nicht bis zum Hinterrand des Ramus ascendens angelegt, sondern nur bis zur konkaven Einziehung der Innenfläche des Ramus ascendens, dorsal des Foramen mandibulae, um erstens Verletzungen der Vena retromandibularis zu vermeiden, die eine tödliche Blutung zur Folge haben kann und um zweitens den Musculus pterygomandibularis medialis und somit die gesamte Muskelschlinge am proximalen Fragment zu belassen.

Anschließend erfolgt die Anlage einer vertikalen Knochenrinne in der bukkalen Pars corticalis kurz vor dem Kieferwinkel mit Durchtrennung auch des bukkalen Unterkieferrandes mit der Lindemann-Fräse unter Schutz der Weichteile, ohne den Unterkiefer zu spalten (Abb. 3.38).

Intraoperative zentrische Kondylenpositionierung. Da der Unterkiefer in allen drei Ebenen des Raumes frei beweglich ist, muß er in seiner Lage in eine eindeutig definierte, also in zentrische Position gebracht werden, die über den Zentrik-Splint eingestellt werden kann und die sagittale und transversale Lage des Unterkiefers festlegt. Die vertikale, sagittale und transnasale Position des Unterkiefers wird über die Positionierungsplatten bei eingegliedertem Zentrik-Splint definiert. Dabei werden vor jeglicher Umstellungsosteotomie die Rami ascendentes mit langen Miniosteosyntheseplatten zwischen Processus coronoideus und Processus zygomaticus bei der Oberkieferumstellungsosteotomie und bei bimaxillärer Verlagerung bzw. am Splint bei solitärer Unterkieferverlagerung temporär fixiert.

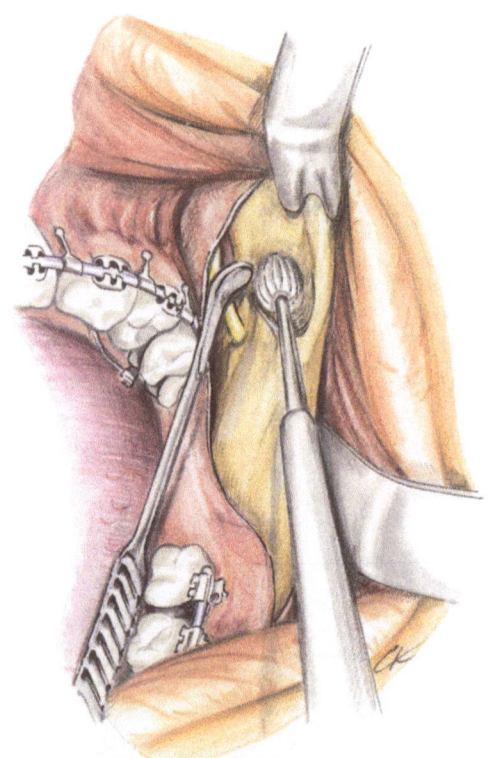

Abb. 3.35. Schematische Illustration der Anlage einer horizontalen Knochenrinne oberhalb des Foramen mandibulae unter Schonung des N. alveolaris inferior (gelb)

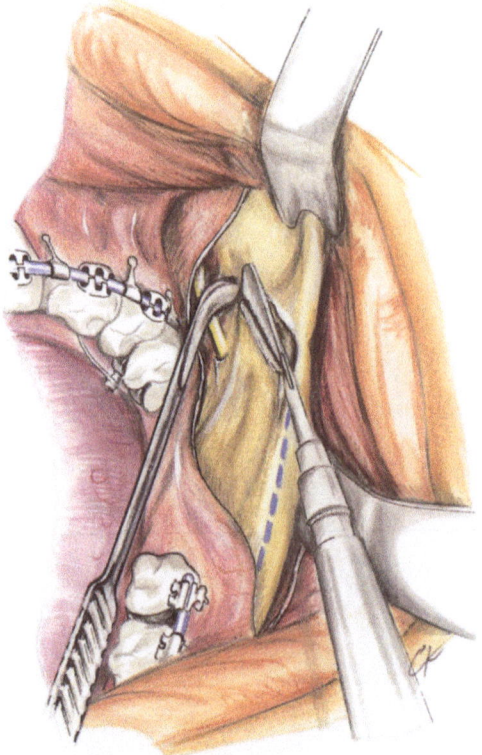

Abb. 3.36. Schematische Illustration der horizontalen Osteotomie mit einer Stichsäge unter Schonung des N. alveolaris inferior (gelb)

Operationstechniken 49

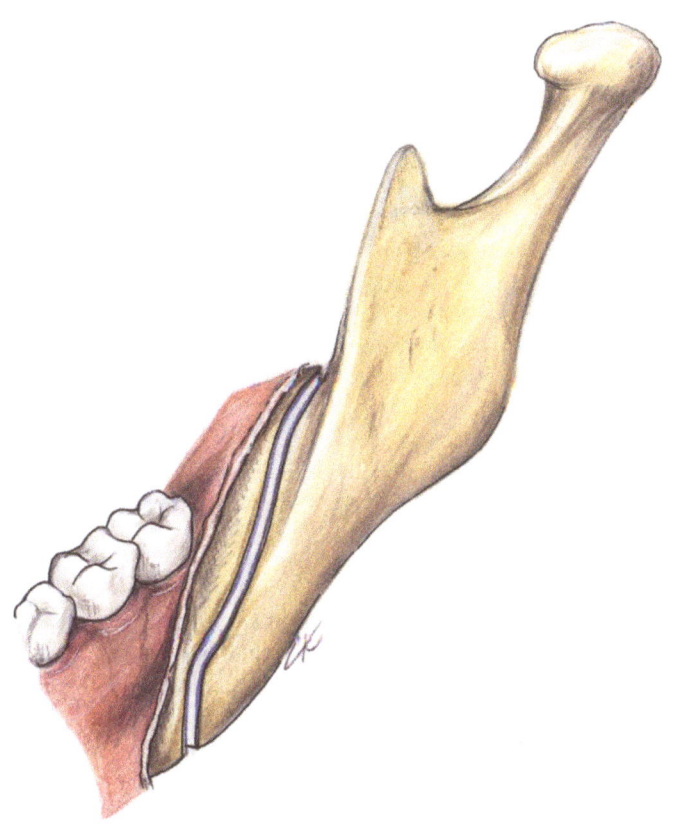

Abb. 3.37. Schräg-lateral-Ansicht des Unterkiefers mit Einzeichnung der sagittalen und lateralen Osteotomielinien

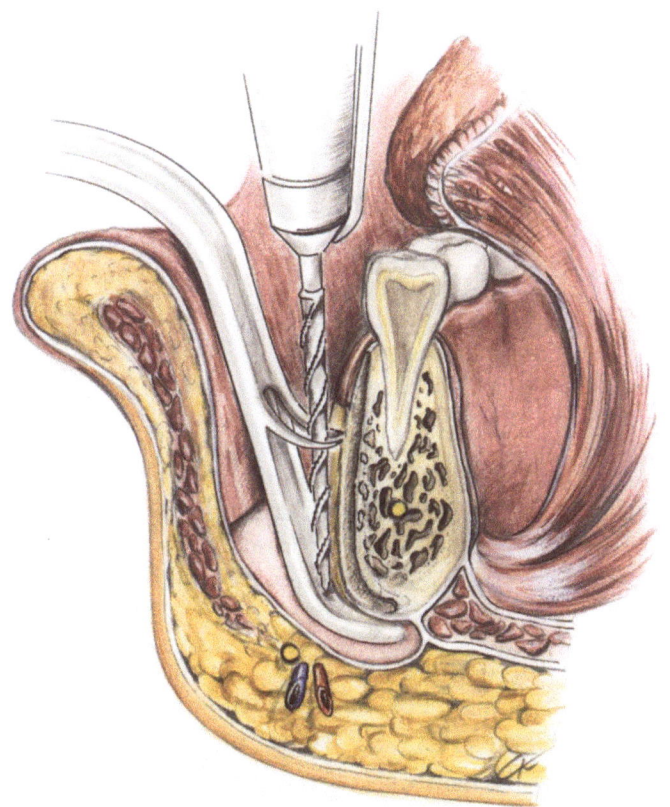

Abb. 3.38. Schematische Darstellung der vertikalen Osteotomie im 6er-Bereich mit einer Lindemann-Fräse unter Schutz des N. facialis und seiner Begleitgefäße. Querschnitt. Osteotomiert werden die basale und laterale Pars corticalis

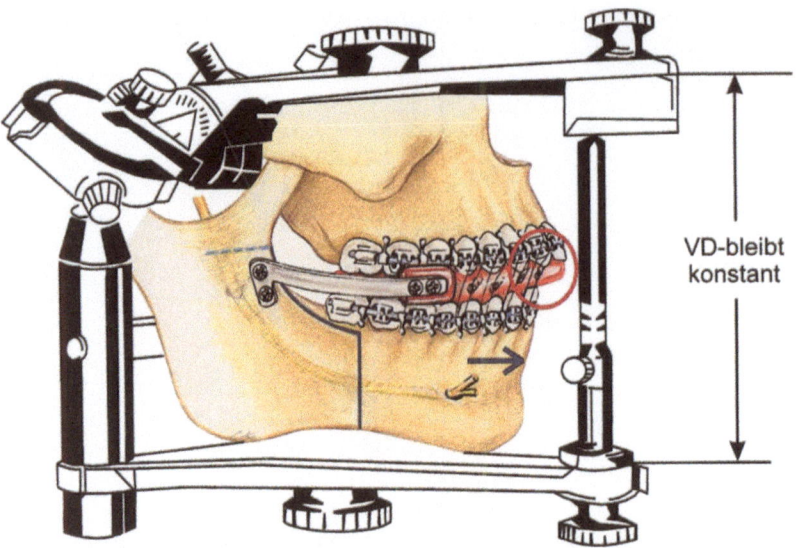

Abb. 3.39. Schematische Darstellung der Modelloperationsplanung an zentrisch- und schädelbezüglich montierten Ober- und Unterkiefermodellen im Artikulator. Rot dargestellt ist der Zentrik-Splint, an dem sich ein Balkon befindet. Dieser dient zur Befestigung der Positionierungs-Platten, die die Kondylen über den Zentriksplint in ihrer zentrischen Position bei Unterkiefervor- bzw. Rückverlagerung temporär fixieren

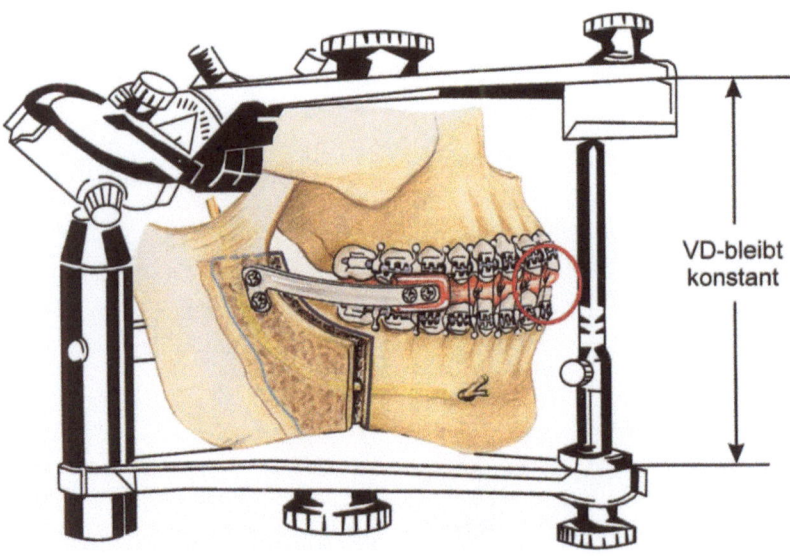

Abb. 3.40. Zustand nach Vorverlagerung des Unterkiefers im Artikulator. Unter Beibehaltung der vertikalen Distanz (VD) erfolgt bei der Modelloperation die dreidimensionale Unterkiefervorverlagerung in dem Splint mit Doppelimpressionen (rot), der die entsprechende Verlagerungsstrecke (vordere Einbißreihe) enthält

Durch den jeweiligen Splint und gleichzeitig durch die Positionierungsplatten ist die Unterkieferlage zu jeder Zeit eindeutig räumlich definiert. Dazu bedarf es allerdings der Freilegung der Vorderkante und der Lateralfläche des Ramus ascendens bis zur Molarenregion. Nach Eingliederung des Zentrik-Splintes erfolgt die temporäre intermaxilläre Fixation mit Draht der Stärke 4×0. Die Positionierungsplatten werden beidseits spannungsfrei entweder dem Plateau des Processus zygomaticus und der Lateralfläche des Processus coronoideus bei bimaxillären Eingriffen und Oberkieferverlagerungen, oder an dem Balkon des Zentrik-Splintes bei der solitären Unterkieferverlagerung, der Doppelimpressiones aufweist (Abb. 3.39), angepaßt und mit vier 6 mm langen Schrauben mit Hilfe eines Winkelbohrers bzw. Schraubendrehers monokortikal fixiert (Abb. 3.40).

Über diese Platten ist nun für den weiteren Operationsverlauf die vertikale Lage des Unterkiefers (VD) bei allen Umstellungsosteotomien exakt festgelegt. Die Platten werden unter Hinterlassung der Referenzlöcher temporär für die vorzunehmende Spaltung entfernt.

Beidseitige retromolare sagittale Spaltung des Unterkiefers. Bei bimaxillären Umstellungsosteotomien wird nach Stabilisierung des Oberkiefers in der therapeutischen Situation die intermaxilläre Immobilisation gelöst und die Positionierungsplatten werden samt Splint entfernt. Erst dann schließt sich die eigentliche Spaltung – wie bei der isolierten Unterkiefer-Umstellungsostetomie – des osteotomierten Unterkiefers, die Mobilisation und die geplante Verlagerung des zahntragenden Unterkieferfragmentes an. Die Spaltung erfolgt durch die sogenannte Doppelmeißel-Technik, bei der zunächst ein stumpfer Spatel bis kurz oberhalb des N. alveolaris inferior in den Osteotomiespalt eingeschlagen wird. Mit einem weiteren Spatel wird nun entlang der Klinge des ersten ebenfalls in den Osteotomiespalt eingegangen. Die beiden Spatel werden nun vorsichtig manuell auseinandergedrückt, wodurch es zur eigentlichen retromolaren Spaltung des Ramus ascendens unter Schonung des N. alveolaris kommt. In einigen Fällen kann ein weiterer Meißel im Abstand von 2 cm zu den ersten im retromolaren Bereich eingeschlagen werden. Durch Drehbewegungen kann der zweite Meißel unterstützend zu dem ersten die Spaltung im retromolaren Bereich erleichtern. Alternativ kann ein Z-förmig gestalteter Spaltungsmeißel verwendet werden, der sich bei den Drehbewegungen zur Spaltung auf der lateralen Kortikalis des Corpus mandibulae abstützt (Abb. 3.41 u. Abb. 3.42).

In Situationen, in denen der N. alveolaris in der seitlichen Pars corticalis verläuft, wird der Nerv mit stumpfen Instrumenten unter Schonung seiner Struktur herausgelöst. Bei direkter Verletzung ist die sofortige mikrochirurgische Rekonstruktion anzuraten.

Unterkieferverlagerung und Fixierung. Nach moderater Ablösung der retromolaren Weichteile mit einem Raspatorium erfolgt dann die vorsichtige Mobilisation des Unterkieferfragmentes.

Nach Eingliederung des dritten Splintes bei bimaxillären Umstellungsosteotomien, in den die Unterkieferverlagerungsstrecke eingearbeitet ist, wird diese Position des Unterkiefers durch erneute intermaxilläre Immobilisation durch Drahtligatur gesichert. Die Repositionierung der Kiefergelenke in der präoperativen zentrischen Relation erfolgt durch erneute spannungsfreie Fixierung der zwischenzeitlich auf dem Instrumententisch aufbewahrten Positionierungsplatten und Schrauben in den vorhandenen Knochenbohrlöchern am jeweiligen Ramus ascendes und am Jochbein bzw. bei solitären Unterkieferumstellungsosteotomien an den Balkonen der Splinte (Abb. 3.43).

Die auftretenden Osteotomiespalten unterschiedlicher Breite und Stufen unterschiedlicher Höhe zwischen proximalem und distalem Osteotomiesegment des Unterkiefers sollten zur Vermeidung trans-

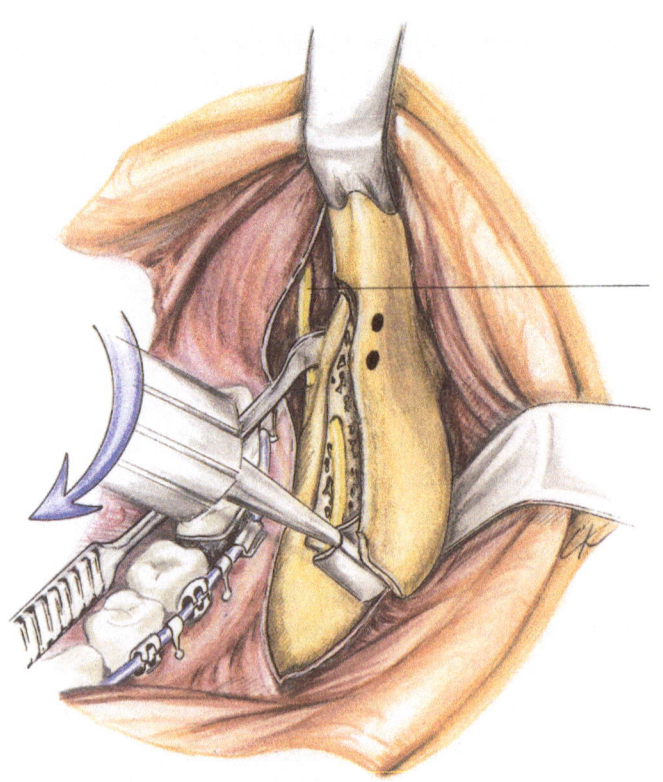

Abb. 3.41. Schematische Darstellung der sagittalen Spaltung des R. ascendens unter Schonung des N. alveolaris inferior (gelb). Nach erfolgter Osteotomie lassen sich durch Drehbewegung eines Z-Meißels die beiden Pars corticalis unter Schonung des N. alveolaris inferior voneinander trennen.
1 = N. alveolaris inferior

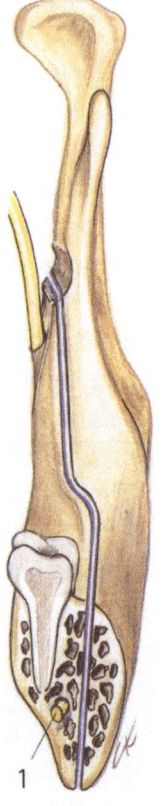

Abb. 3.42. Querschnittsansicht des R. ascendens im Übergang zum Corpus-mandibulae-Bereich. Eingezeichnet sind die Osteotomielinien. Es wird deutlich, daß die Osteotomielinie sowohl im proximalen als auch im distalen Fragment lateral des N. alveolaris liegt.
1 = N. alveolaris inferior

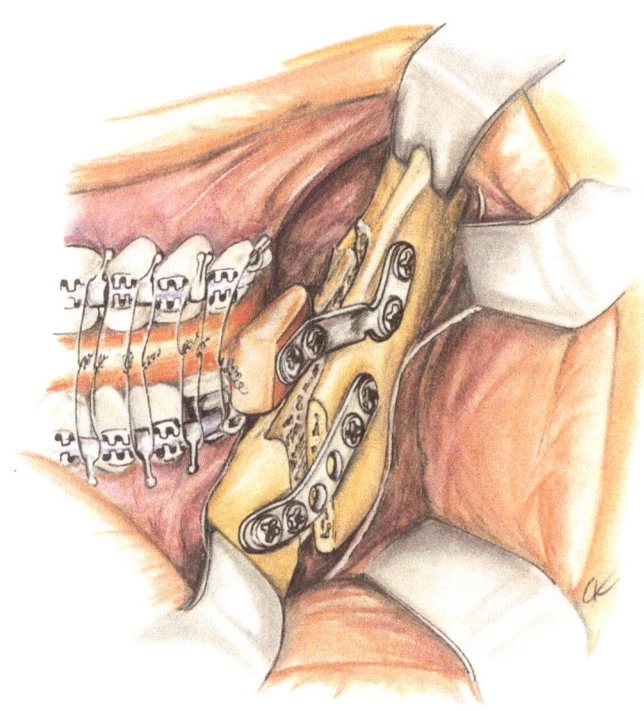

Abb. 3.43. Schematische Darstellung der intraoperativen zentrischen Gelenkpositionierung mittels Osteosyntheseplatten am Balkon des Splints (hellrot) und temporaler intermaxillärer Fixierung am Beispiel einer solitären Unterkieferumstellungsosteotomie und erfolgter Fragmentfixierung mit Miniplatten im Sinne von Überbrückungsosteosyntheseplatten, die monokortikal fixiert werden

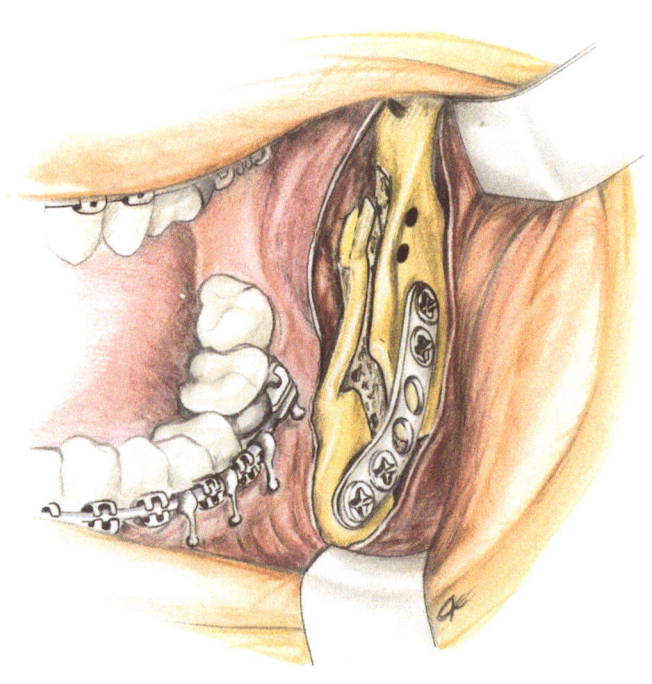

Abb. 3.44. Schematische Darstellung nach Unterkiefervorverlagerung und Fixierung der Osteotomiesegmente mit Miniosteosynethseplatten. Das Punktepaar lateral im Bereich des Processus coronoideus repräsentiert die Referenzlöcher der entfernten Positionierungsplatten

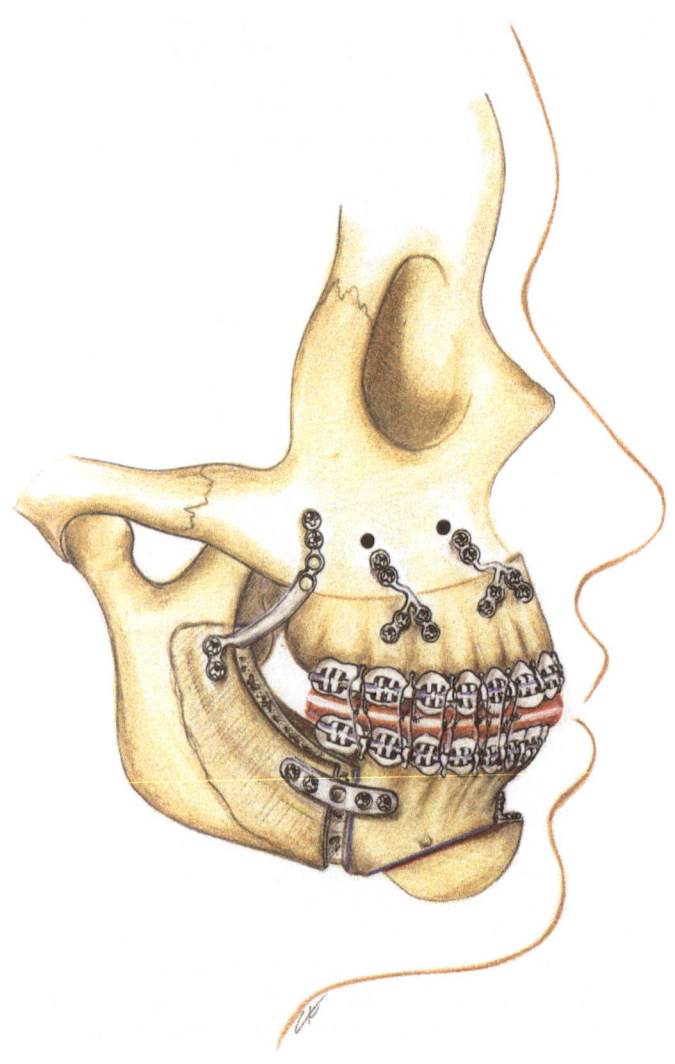

Abb. 3.45. Lateralansicht nach bimaxillärer Umstellungsosteotomie und Genioplastik einschließlich Fragmentfixierung unter temporärer Beibehaltung der intraoperativen Gelenkpositionierung und intermaxillären Fixierung in einer schematischen Darstellung

versaler Fehlstellungen der Kondylen nach der Fixierung unbedingt beibehalten werden. Die Osteotomiesegmente werden mit Miniplatten, die mit monokortikalen Schrauben fixiert werden, stabilisiert.

Nach erfolgter beidseitiger Stabilisierung der Osteotomiesegmente wird die intermaxilläre Immobilisation gelöst und die Okklusion überprüft (Abb. 3.44).

Nach Lösen der intermaxillären Immobilisation ist die präoperative ursprüngliche dreidimensionale zentrische Kiefergelenkrelation wiederhergestellt.

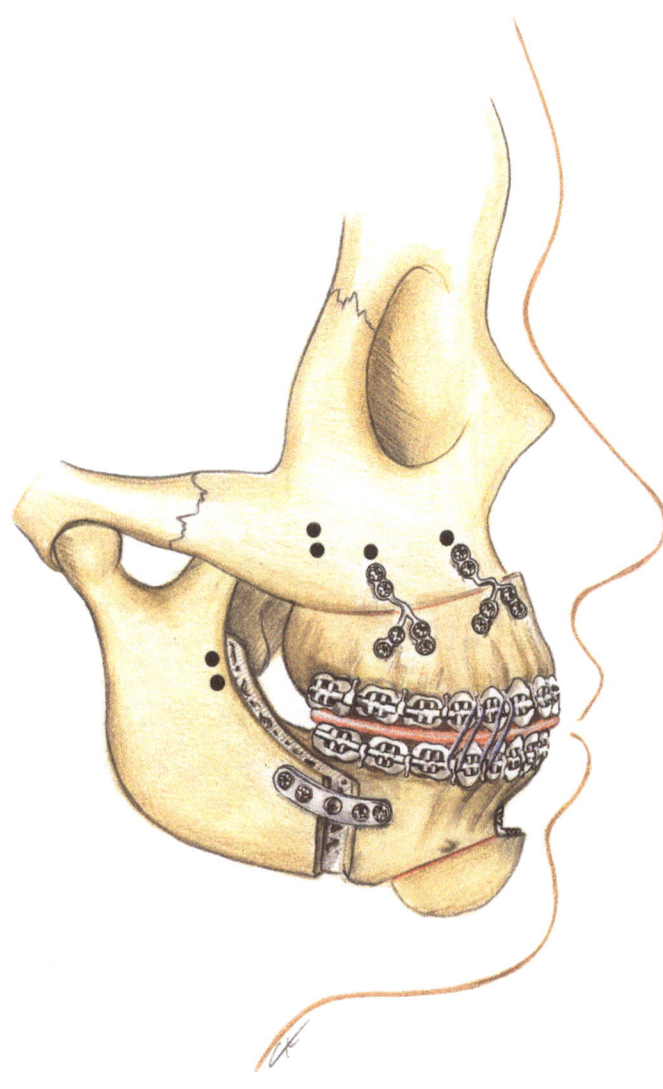

Abb. 3.46. Lateralansicht nach bimaxillärer Umstellungsosteotomie und Eingliederung eines Trainingssplints einschließlich der Führungsgummizüge

Nach sorgfältiger Blutstillung und Wundverschluß wird der vorbereitete letzte Splint, der Trainingssplint, eingegliedert und Führungsgummis werden eingesetzt, die es dem Patienten in der postoperativen Phase erleichtern, seine neue Okklusion zu finden und das neuromuskuläre System auf die postoperative Situation umzustellen (Abb. 3.45 u. Abb. 3.46). Der Splint sollte bis zum Abschluß der knöchernen Konsolidierung etwa 4 Wochen getragen werden, bis die eigentliche postoperative KFO-Feinregulierung erfolgt, die in der Regel bis zu 6 Monate beansprucht.

Kapitel 4 Zervikomandibuläre Profil-Harmonisierung

Genioplastik

Die Genioplastik kann isoliert oder in Kombination nach Abschluß der Umstellungsosteotomie bei noch belassener intermaxillärer Immobilisation durch Drahtligaturen durchgeführt werden, um eine Belastung im Bereich der plattenosteosynthetisch stabilisierten Unterkieferfragmente bei der Osteotomie des Kinns zu vermeiden (Abb. 4.1 u. Abb. 4.2).

Nach tief vestibulärem Mukoperioststufenschnitt im anterioren Unterkiefervestibulum werden die Kinnweichteile subperiostal bis unterhalb des Kieferrandes mit Ausnahme des parasagittalen Kinnbereiches der knöchernen Kinnprominenz dar-

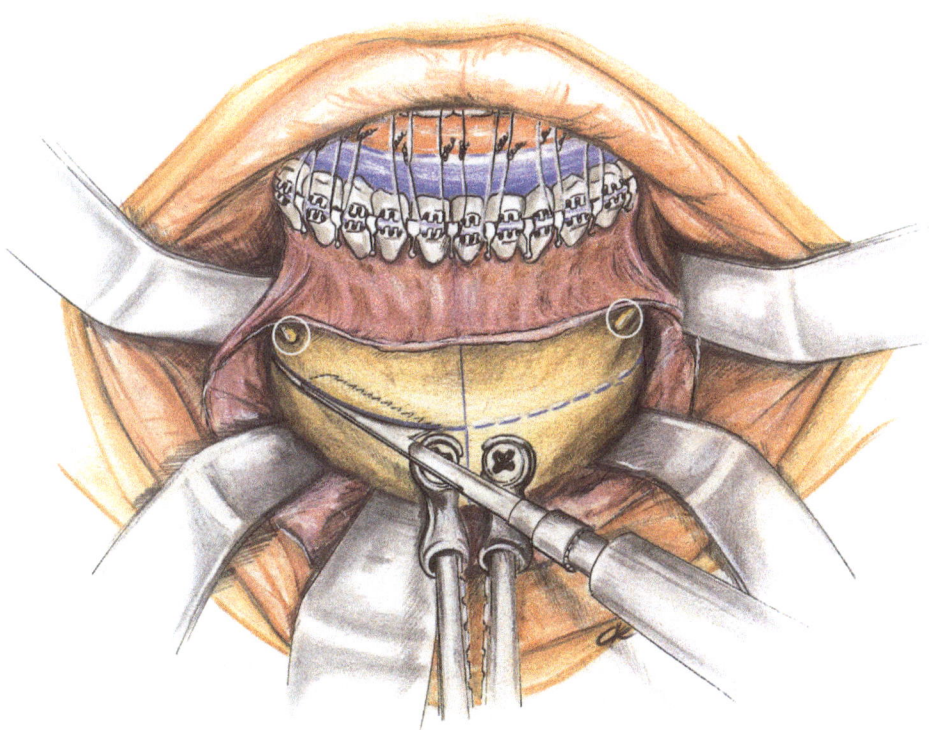

Abb. 4.1. Schematische Darstellung nach bimaxillärer Umstellungsosteotomie und adjuvanter Genioplastik bei eingegliedertem intraoperativem Splint und bestehender temporärer intermaxillarer Fixierung. Nach Markierung der Mittel- und Osteotomie-Linie erfolgt die Osteotomie des Kinns mit einer oszillierenden Säge unterhalb der Nn. mentales (Kreis). Die Kinnrepositionszange ist kaudal der Osteotomielinien temporär mit Schrauben fixiert

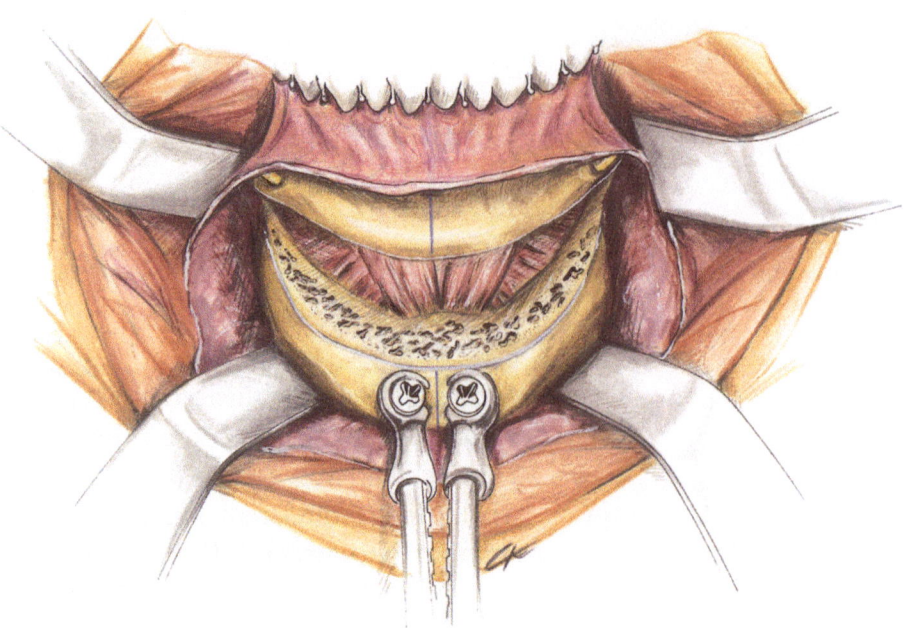

Abb. 4.2. Schematische Darstellung der subnervalen Kinnostotomie. Deutlich zu erkennn sind die Mm. genioglossi und die Mundbodenmuskulatur. Mit Hilfe der fixierten Repositionszange läßt sich das Kinnsegment dreidimensional verlagern

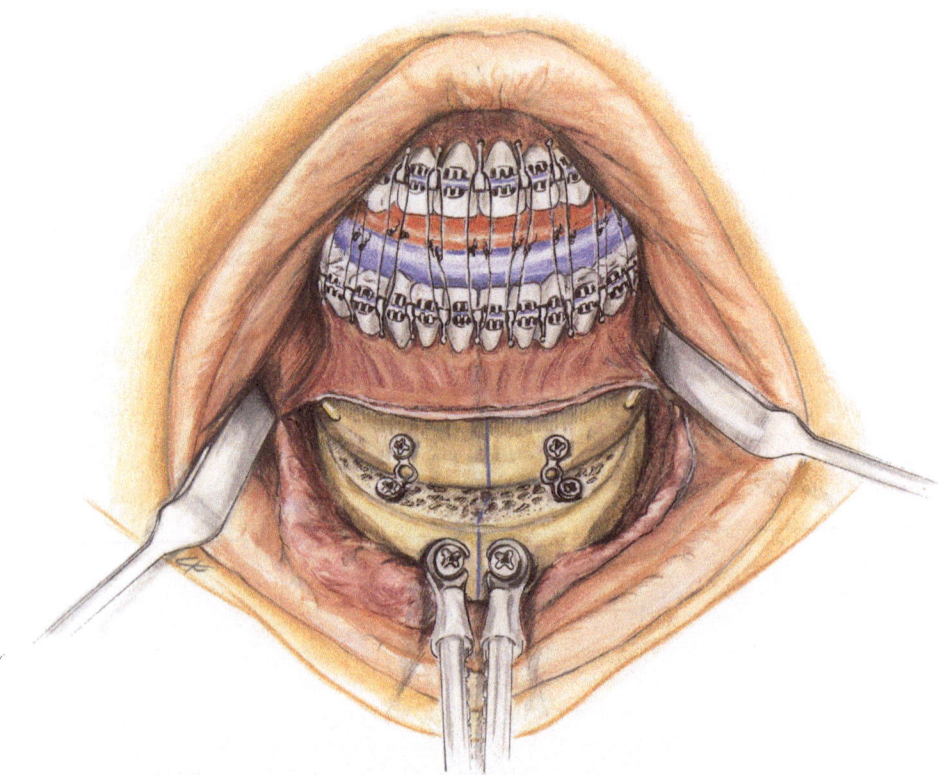

Abb. 4.3. Schematische Darstellung der anterioren Kinnverlagerung und der paramedianen Fixierung mit Miniosteosyntheseplatten bei noch fixierter Kinnrepositionszange und temporärer intermaxillärer Fixierung nach bimaxillärer Umstellungsosteotomie

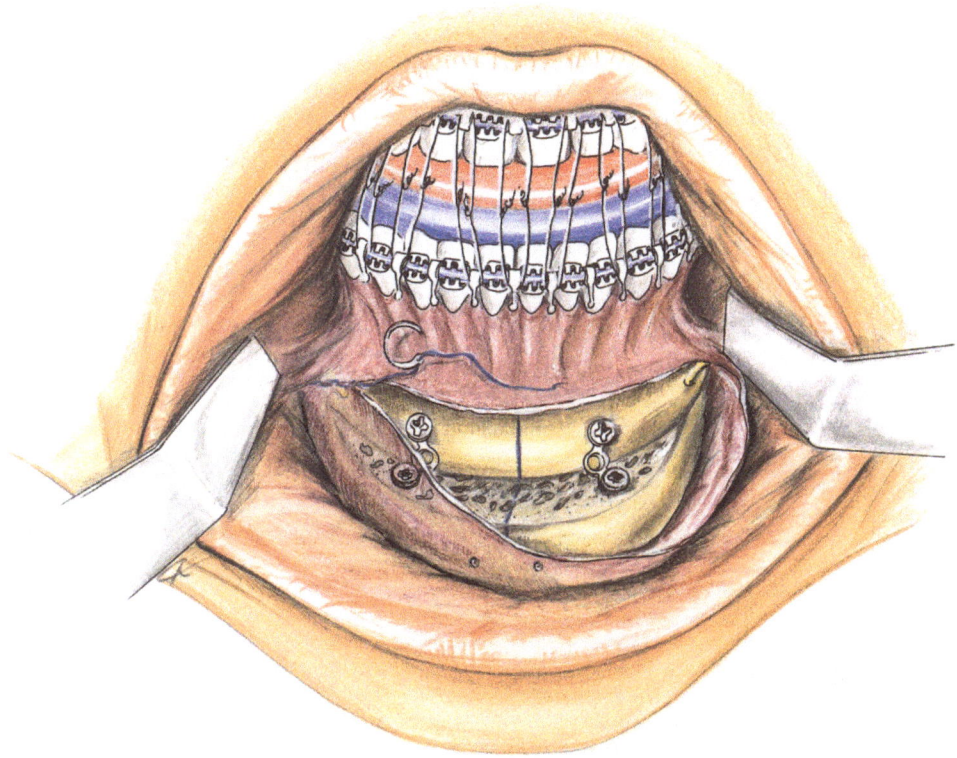

Abb. 4.4. Schematische Darstellung der Genioplastik nach Entfernung der Repositionszange und Segmentfixierung paramedian. Wundverschluß

gestellt. Dort wird das Periost lediglich bis ca. 8 mm oberhalb der Unterkieferbasis im paramedianen Bereich abgelöst, um Resorption infolge von Nutritionsstörungen zu vermeiden. Nach Darstellung der Nn. mentales wird die Mittellinie und die Osteotomielinie festgelegt, die unterhalb der Foramina mentales nach dorsal bis in die Prämolarenregion ausläuft. Zwei Bohrlöcher werden paramedian links und rechts angelegt. Die Kinnrepositionszange wird anschließend mit zwei 6 mm langen, monokortikalen Schrauben fixiert, so daß nun die anschließende Osteotomie unter Schonung der Nn. mentales mit einer Stichsäge erfolgen kann (Abb. 4.1). Das kaudal breit an der Muskulatur gestielte, osteotomierte Segment wird dann entsprechend der Planung mit der Repositionszange verlagert (Abb. 4.2). Ist eine Höhenreduktion geplant, so muß entsprechend eine hufeisenförmige Resektion des Knochensegmentes mit der Stichsäge durchgeführt werden. Eine vertikale Erhöhung des Kinns läßt sich im Rahmen von bis zu 5 mm durch eine frontale Kippung des osteotomierten Segmentes erreichen, ohne eine zusätzliche (autologe oder alloplastische) Implantatinsertion, um nicht gleichzeitig eine Vorverlagerung des osteotomierten Segmentes zu erzielen. In solchen Fällen empfiehlt sich die Einlagerung von Knochenersatzmaterialien (z. B. β-TCP).

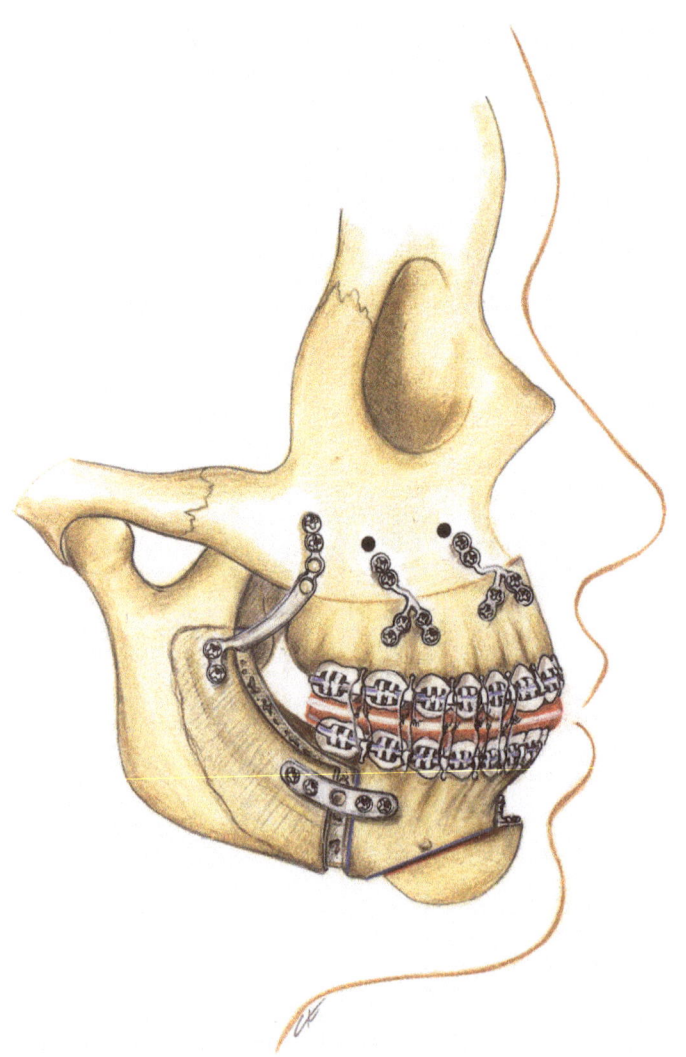

Abb. 4.5. Lateralansicht nach bimaxillärer Umstellungsosteotomie und Genioplastik einschließlich Fragmentfixierung unter temporärer Beibehaltung der intraoperativen Gelenkpositionierung und intermaxillären Fixierung in einer schematischen Darstellung

Nach entsprechender Verlagerung des Kinnsegmentes erfolgt die Fixation mittels 2-Ösen-Osteosyntheseplatten, die jeweils 1–1,5 cm paramedian plaziert werden, damit an der Außenfläche der Kinnprominenz keine störenden Implantatmaterialien palpabel sind (Abb. 4.3–4.6). Nach sorgfältiger Blutstillung erfolgt der mehrschichtige Wundverschluß durch Einzelknopfnähte (Abb. 4.4).

Genioplastik 63

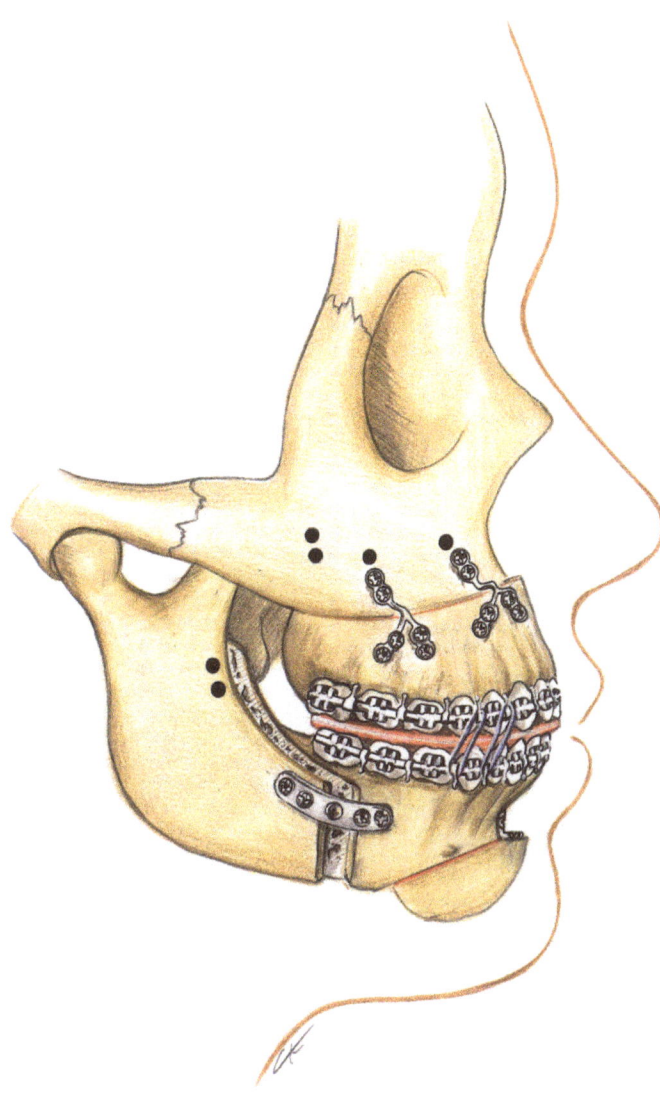

Abb. 4.6. Lateralansicht nach bimaxillärer Umstellungsosteotomie und Genioplastik sowie Eingliederung eines Trainingssplints einschließlich der Führungsgummizüge. Deutlich zu erkennen sind die Ösenplatten zur Kinnsegmentfixierung

Zervikomandibuläre Weichgewebskonturierung

Zur Korrektur der vielfach beobachteten Doppelkinnausbildung (Abb. 4.7) in Folge von vermehrter submentaler Fettanreicherung empfiehlt sich bei moderater submentaler Fettansammlung vor allem bei jugendlichen Patienten eine solitäre Fettgewebsaspiration (Liposuktion). Bei älteren Patienten mit deutlichen submentalen Fettdepots wird häufig eine subplatysmale Lipidektomie unter Sicht in Kombination mit einer zervikalen Platysmaplastik mit zusätzlicher subkutaner Fettabsaugung erforderlich.

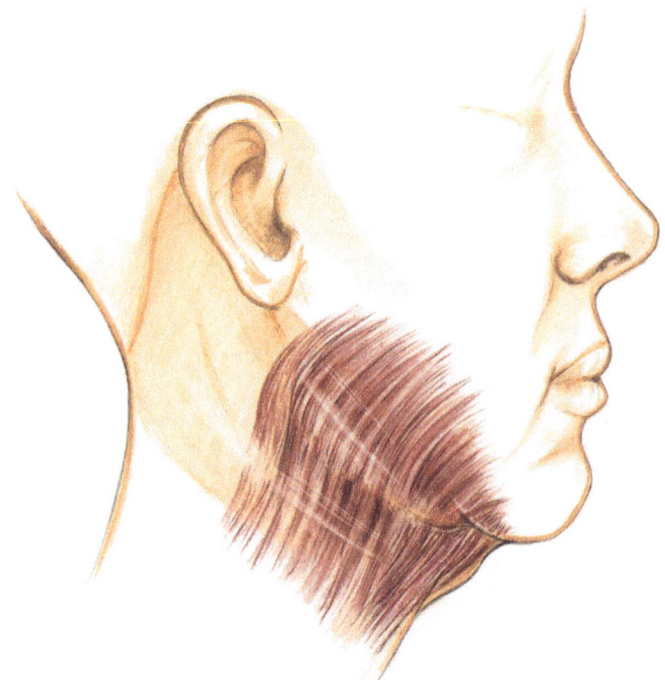

Abb. 4.7. Schematische Darstellung des zervikomandibulären Platysma-SMAS-Altersdeszensus mit Doppelkinnausbildung

Embryologie des Fettgewebes

Während des dritten und vierten Gestationsmonats bilden sich aus den Adipoblasten Adipozytenvorläuferzellen, die sich zu reifen Fettzellen differenzieren, die extrinsischen und intrinsischen neuroendokrinen Regulatorien unterliegen. Während des ersten Lebensjahres vergrößern sie sich um das dreifache, teilen sich in den ersten 5 Jahren und wachsen zunehmend bis zum Adoleszententum. Die Anzahl der Fettzellen ist genetisch fixiert. Sie wird aber durch alimentäre Zufuhr zusätzlich beeinflußt, so daß es neben der Vergrößerung der Zellen auch zur erneuten Zellteilung und damit zur Vermehrung kommen kann.

Anatomie der Fettzellen

Das Fettgewebe kommt als eigenständiges Gewebe in Form sog. Fettorgane sowie mit anderen Bindegewebsarten – meist mit lockerem Bindegewebe – vermischt vor. Die einzelnen Fettgewebszellen sind von vertikalen Fasern umgeben. Zwischen den Fettzellen liegen Bündel kollagener Fibrillen. Die einzelnen Fettzellen werden vom Bindegewebe zu traubenförmigen Läppchen zusammengeschlossen, die makroskopisch erkennbar sind. Das Fettgewebe ist reichlich mit Blutgefäßen und marklosen Nervenfasern versorgt. Zusätzlich erhält das Fettgewebe neben Adipozyten auch Fibroblasten und Makrophagen.

Die Fettverteilung variiert geschlechts-, alters- und rassenspezifisch. Frauen weisen gegenüber Männern eine höhere totale Fettkörperrate auf. Während Frauen vornehmlich Fettansammlungen im Bereich der Hüften, Stamm, Oberschenkel und Oberarme aufweisen, sog. gynoider Typ, sind Männer durch das sog. androide Fettverteilungsmuster charakterisiert, mit Fettansammlung im Bereich des Stammes und des Abdomens. Diese unterschiedlichen Verteilungsmuster sind genetisch und metabolisch definiert.

Anatomie des zervikalen Fettgewebes

In der submandibulären und submentalen Region lassen sich drei Fettgewebskompartimente unterscheiden.
- Die Region oberhalb des Platysmas und der Haut,
- das Kompartiment unterhalb des Platysmas und oberhalb der tiefen Halsfaszie
- und das Fettgewebskompartiment zwischen den medialen Mm. digastricus venter anterior Rändern und dem M. mylohyoideus.

Dieses Fett zwischen M. digastricus und M. mylohyoideus sollte bei der zervikofazialen Plastik nicht entfernt werden, um kosmetisch unbefriedigende Ergebnisse zu vermeiden.

Zervikale Liposuktion

Bei der heute allgemein anerkannten und bewährten Methode der Fettabsaugung nach Illouz wird mit stumpfen Kanülen, d.h. nach vorn abgerundeten Kanülen, muskelnah durch 2–3 mm kalibrige Kanülen mit basalen kleinen Öffnungen Fett kreuzweise unter Unterdruck abgesaugt; dabei entsteht ein sog. „Honig-Wabennetz" innerhalb des Fettgewebes.

Die aspirative Lipoplastik kann im zervikofazialen Bereich sowohl vor als auch

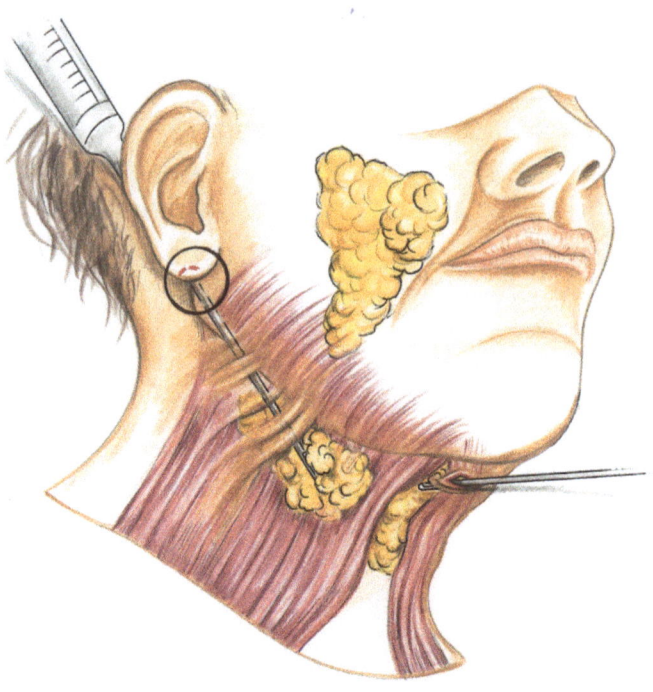

Abb. 4.8. Schematische Darstellung der zervikalen Konturverbesserung durch aspirative Lipidektomie im submandibulären und submentalen Bereich. Über kleine Stichinzisionen, retroaurikulär und submental, erfolgt über kleindimensionierte, vorn abgerundete Kanülen die subkutane Liposuktion. Der Kreis markiert den retrolubulären Zugang

nach Gewebsunterminierung vorgenommen werden, wobei schmale Kanülen Anwendung finden sollten. Die Inzisionen sind retrolobulär, im Bereich der Nasolabialfalte, basal der Nasenflügelbasis oder auch submental anzulegen (Abb. 4.8). Solitäre Fettabsaugung im Bereich des Gesichtes stellen wegen der postoperativ zu befürchtenden Irregularitäten eher die Ausnahme dar und sollten oberhalb des Jochbeins nicht durchgeführt werden. Mit hohem Risiko der Verletzungen des Nervus fazialis ramus marginalis ist auch die Fettabsaugung im Bereich der Hängewangen verbunden, die nach klinischen Beobachtungen von Teimourian bis zu mehreren Monaten anhalten kann. Im Gegensatz dazu steht die zervikale aspirative Lipoplastik.

Die zervikale Haut weist gegenüber der fazialen Kutis eine wesentlich höhere Retraktionsfähigkeit auf, die bis zu 2 Jahre postoperativ durch Bildung von elastischen Fasern im Rahmen des Heilungsprozesses hervorgerufen werden und anhält.

Bislang ist ungeklärt, warum die Hautretraktionen postliposuktionem im Bereich des Halses ausgesprochen deutlicher als in anderen Körperregionen auftritt.

Deshalb sind bei der zervikalen Lipoplastik einige Besonderheiten zu beachten. Nach Inzision der Kutis empfiehlt es sich die Kutis vom Platysma mit kleinen Scheren zu lösen, um nicht mit den kleinen Kanülen Gefahr zu laufen, unterhalb des Platysmas Fettansammlungen zu entfernen und Nerven und Gefäßschäden zu provozieren. Ebenso sollte die Menge in der Regel unterhalb von 100 cm^3 limitiert sein, um kosmetisch unschöne Überkorrekturen durch die zusätzlich einsetzenden Hautretraktionen zu vermeiden. Gelegentlich wird postliposuktionem die Ausbildung von Platysmabändern bei Patienten mit deutlicher Hauterschlaffung beobachtet.

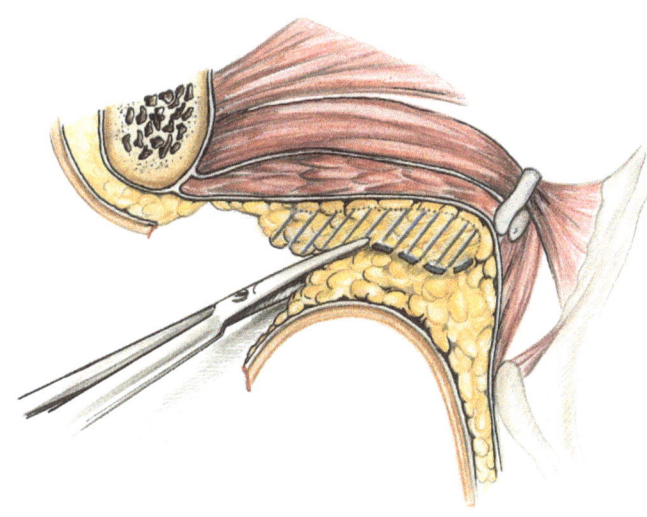

Abb. 4.9. Querschnitt im zervikomandibulären Bereich. Über einen submentalen Zugang erfolgt unter direkter Sicht die scharfe submentale subplatysmale Lipidektomie im anterioren Bereich (schraffiert)

Technik der zervikalen Liposuktion

Die Aspirations-Lipidektomie (ALE) der zervikofazialen Region kann sowohl als adjuvante oder solitäre Therapie erfolgen. Dabei werden kleinere Stichinzisionen im posterioren Anteil des Ohrläppchens und submental angelegt, um überschüssige Fettansammlung oberhalb des Platysmamuskel zu entfernen (Abb. 4.8). Wangenfettgewebsansammlungen im Bereich der Nasolabialfalte sind in der Regel Folge eines Wangenfettkörper deszensus des natürlichen Alterungsprozesses und sollte nicht abgesaugt, sondern durch fasziofaziale Plastiken reponiert werden, um eine Imbalance der Gesichtsharmonie zu vermeiden. In der zervikalen Rhytektomie hat sich die Aspirationslipoplastik, besonders im submentalen Bereich als eine adjuvante Maßnahme als vorteilhaft erwiesen.

Dazu wird zunächst das Operationsfeld mittels Kanülen mit Klein-Lösung oder Hönig-Lösung infiltriert, wobei sich ein Infiltrationsverhältnis zur Aspirationsmenge von 1:1 (Wet-Technik) (Tabelle 4.1) bezüglich der mechanischen Hämostase als erfolgreich herausgestellt hat, ohne wesentliche Blutaspiration. Andere Techniken sehen eine Superwet-Tumeszenz-Technik vor. Nach multipler supraplatysmaler Tunnelierung des OP-Feldes mit Kanülen der Stärke 2,3 mm mit abgerundeter Spitze erfolgt die Aspiration alternierend subkutan mit Mercedes-Kanülen der Stärke 3,0 mm oberhalb des Pla-

Tabelle 4.1. Flüssigkeitssubstitutionsvolumen bei unterschiedlichen Fettabsaugetechniken

Wirkstoff	Menge
Infiltrationslösung nach Klein	
Lidocain 2%	500 mg
Epinephrin[a]	0,1 mg
Natrium Bicarbonat 3%	10 mg
Triamcinolonacetonid	10 mg
Natriumchlorid	1000 ml
Infiltrationslösung nach Hönig	
Lidocain 2%	20 ml
Adrenalin[b]	1 ml
Ringerlactat	500 ml
Natrium Bicarbonat 3%	5 ml

[a] 1:2 000 000
[b] 1:1 000

tysmas und anschließend die Feinkonturierung mittels 2 mm kaliberstarken Kanülen, wobei streng darauf zu achten ist, genügend subkutanes Fett zu belassen, um Unregelmäßigkeiten zu vermeiden. Submentale subplatysmale Fettansammlungen sollten besser unter Sicht bei einer zervikalen Plastik entfernt werden, um eine bessere direkte subplatysmale Konturierung zu erzielen (Abb. 4.9). Bei unzureichenden Erfahrungen mit der ultraschall-assistierten Liposuktion sollte die Fettaspiration im unmittelbar submandibulären Bereich verzichtet werden, da bei unsachgemäßer Handhabung in direkter Nähe zum Nervus fazialis, speziell des Ramus marginalis mandibulae, die Gefahr besteht, die nervalen Strukturen durch die Ultraschallwellen und die damit verbundene Wärmeentwicklung zu verletzen.

Kapitel 5 Klinische Beispiele

Retrogenie

Dieser 21jährige Patient weist eine deutliche Retrogenie in Kombination mit einem tiefen Biß und einer ausgeprägten Sublabialfalte auf.

Nach präoperativer, kieferorthopädischer Vorbehandlung mit Multibandapparaturen zur Ausformung der Ober- und Unterkieferzahnreihen erfolgte die modifizierte bilaterale retromolare sagittale Spaltung der Rami ascendentes nach Hunsuck und Unterkiefervorlagerung mit anschließender Fragmentstabilisierung in zentrischer Relation mittels Miniplattenosteosynthese.

Dadurch ließ sich nebst einer kaufunktionellen Verbesserung eine erhebliche Harmonisierung des Gesichtsprofils mit Nivellierung der Sublabialfalte erzielen (Abb. 5.1–5.8).

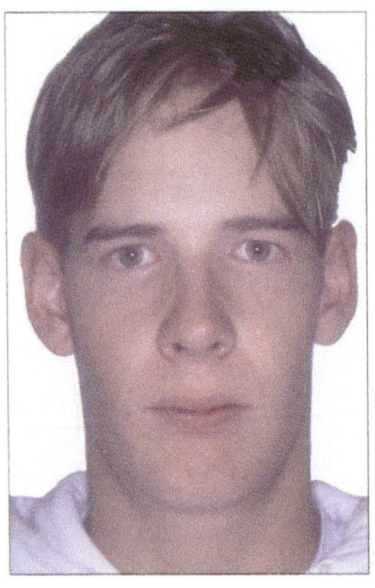
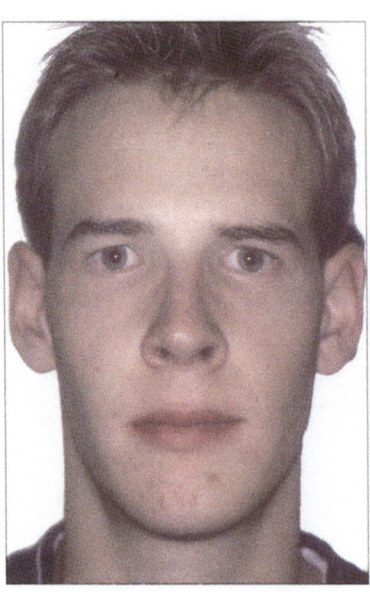

Abb. 5.1. Präoperative En-face-Aufnahme eines Patienten mit einer bestehenden Retrogenie (links)

Abb. 5.2. Postoperative En-face-Aufnahme nach erfolgter Unterkiefervorlagerung (rechts)

Abb. 5.3. Präoperative Profilansicht. Bedingt durch die Rücklage des Unterkiefers erscheint die sublabial Falte prominent und der zervikomandibuläre Winkel vergrößert (links)

Abb. 5.4. Postoperative Profilansicht nach Vorverlagerung des Unterkiefers. Nebst der kaufunktionellen Verbesserung ließ sich eine deutliche Harmonisierung des Gesichtsprofils erzeugen (rechts)

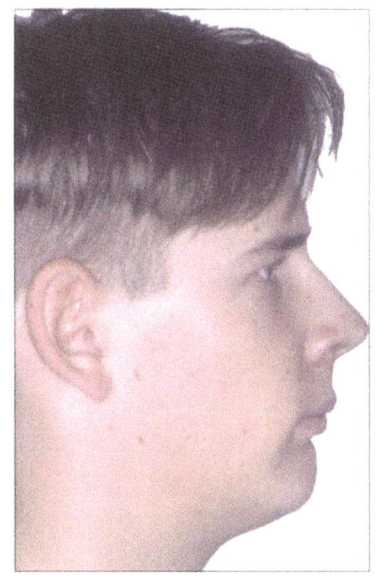
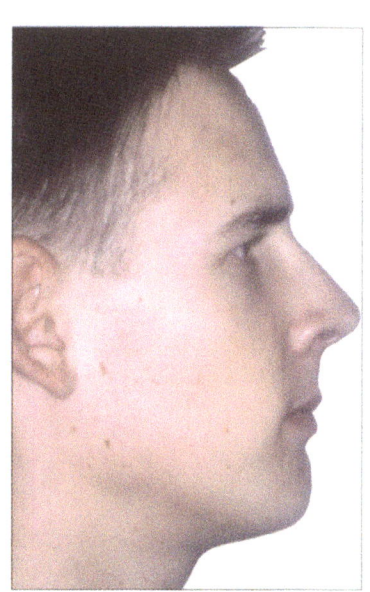

Abb. 5.5. Fernröntgenseitenansicht. Präoperative Ansicht des Patienten aus Abb. 5.1 (links)

Abb. 5.6. Postoperative Fernröntgenseitenansicht nach Unterkiefervorverlagerung (rechts) und Metallentfernung

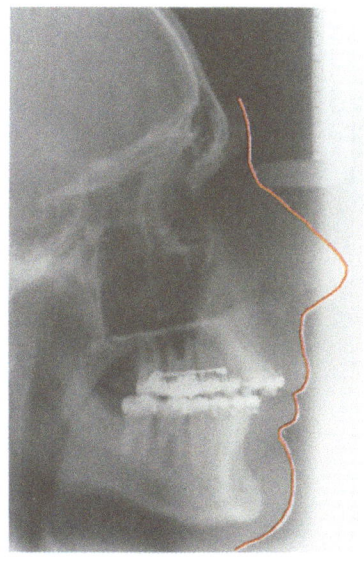
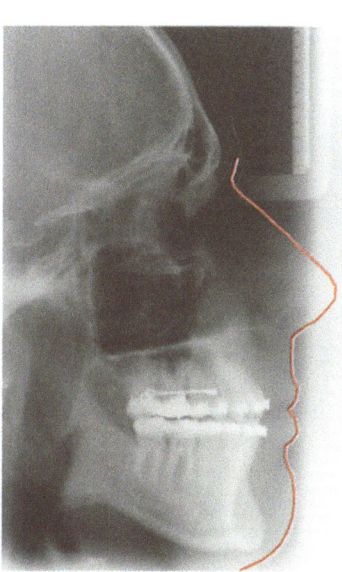

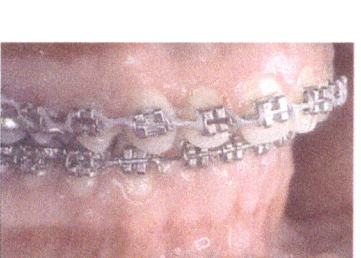
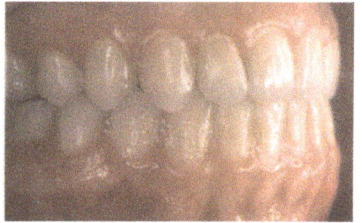

Abb. 5.7. Präoperative lateral enorale Ansicht der dentalen Relation und der Bißlage während der kieferorthopädischen Vorbehandlung zur Ausformung der Ober- und Unterkieferzahnbögen des Patienten aus Abb. 5.1 (links)

Abb. 5.8. Postoperative lateral enorale Ansicht der dentalen Relation nach der Unterkiefervorverlagerung zur Einstellung einer eugnathen Bißlage und abgeschlossener kieferorthopädischer Behandlung des Patienten aus Abb. 5.7 (rechts)

Progenie

Bedingt durch die partiell dental kompensierte Progenie kommt es bei diesem 23jährigen Patienten zur Ausbildung eines prominenten Untergesichts in Kombination mit einer negativen Lippenstufe und einer Gesichtsasymmetrie, die sich durch einen Zwangskreuzbiß erklärt.

Nach kieferorthopädischer Ausformung der Ober- und Unterkieferzahnbögen mit Multibandapparaturen wurde eine Unterkieferumstellungsosteotomie nach einer beidseitigen modifizierten retromolaren sagittalen Spaltung nach der Methode nach Hunsuck durchgeführt und der Unterkiefer zurück verlagert und die Osteotomiesegmente in zentrischer Kondylenrelation mit nonokortikal fixierten Miniosteosynthesenplatten stabilisiert.

Durch diese kombinierte kieferorthopädische und chirurgische Behandlung ließ sich neben der kaufunkionellen Verbesserung eine Harmonisierung des Gesichtsprofils mit Nivellierung der Lippenstufe und Ausgleich der Gesichtsasymmetrie erreichen.

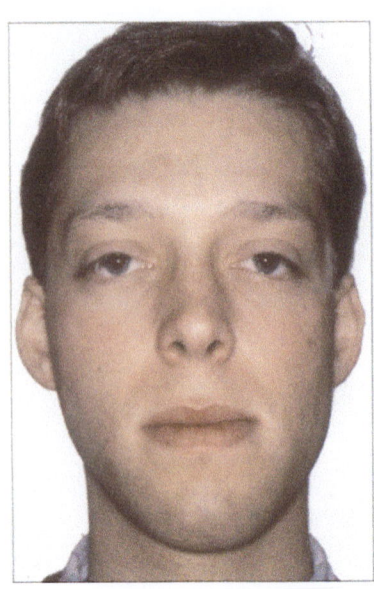 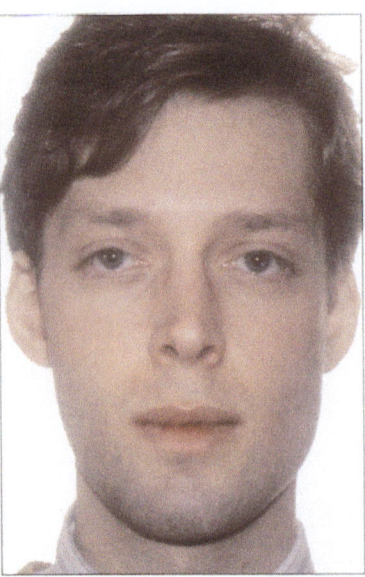

Abb. 5.9. Präoperative En-face-Aufnahme eines Patienten mit einer Progenie. Das Untergesicht weist eine deutliche Prominenz und Asymmetrie auf (links)

Abb. 5.10. Postoperative En-face-Aufnahme nach erfolgter Unterkieferrückverlagerung (rechts)

Abb. 5.11. Präoperative Profilansicht. Deutlich ist das markante und progene Gesichtprofil mit einer vorspringenden Unterlippe zu erkennen (links)

Abb. 5.12. Postoperative Profilansicht nach erfolgter Unterkieferrückverlagerung. Dadurch konnte eine Harmonisierung der Gesichtsproportionsverhältnisse erzielt und die negative Lippenstufe ausgeglichen werden (rechts)

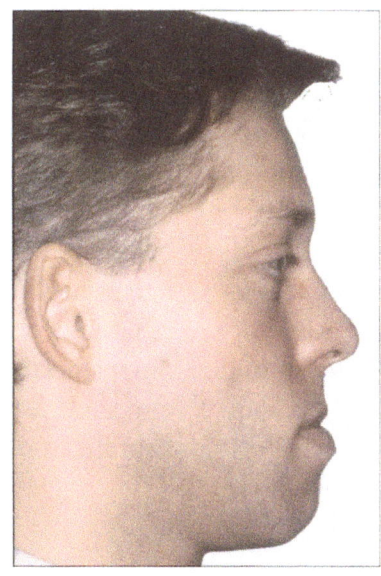
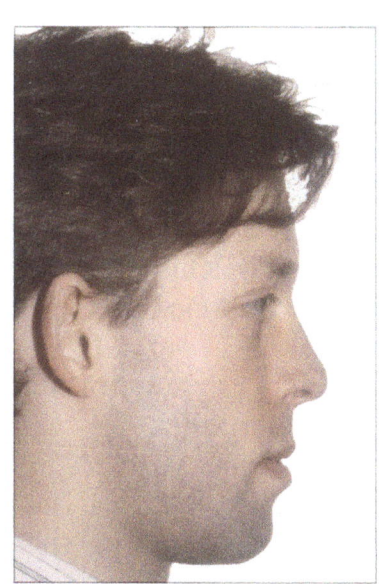

Abb 5.13. Fernröntgenseitenansicht. Präoperative Ansicht des Patienten aus Abb. 5.9 mit einer ausgeprägten skelettalen Dysgnathie, im Sinne einer Progenie (links)

Abb. 5.14. Postoperative Fernröntgenseitenansicht nach Unterkieferrückverlagerung, die zur Harmonisierung der Proportionsverhältnisse und Ausgleich der sagittalen Kieferdiskrepanz zueinander führten. Die Osteosyntheseplatten zur Stabilisierung der Osteotomiesegmente sind nach knöcherner Konsolidierung noch in situ (rechts)

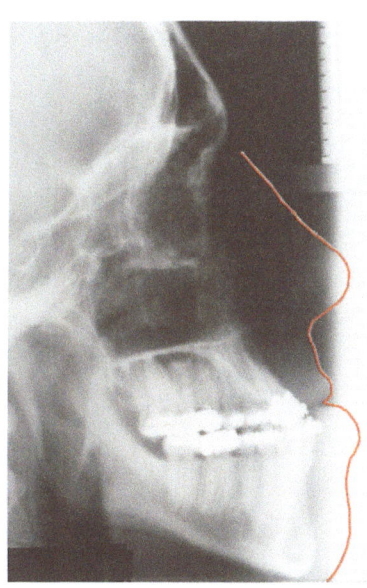
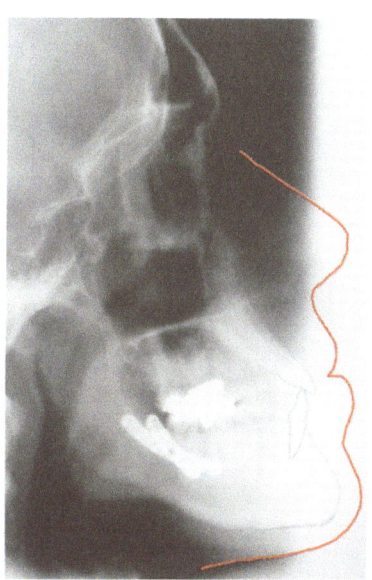

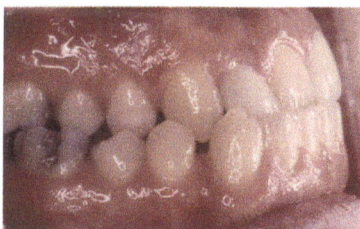
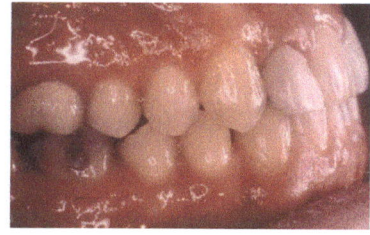

Abb. 5.15. Präoperative lateral enorale Ansicht der dentalen Relation vor der Kieferumstellungsosteotomie des Patienten aus Abb. 5.9 (links)

Abb. 5.16. Postoperative lateral enorale Ansicht der dentalen- und Kieferrelation nach Unterkieferrückverlagerung und abgeschlossener kieferorthopädischer Behandlung des Patienten aus Abb. 5.9 (rechts)

Retrognathie

Dargestellt ist eine 19jährige Patientin mit moderatem hypoplastischem Mittelgesicht, d.h. Retrognathie in Kombination mit einem partiell offenen Biß.

Zur Harmonisierung des Gesichtsprofils wurde eine modifizierte Oberkieferosteotomie auf Le-Fort-I-Ebene nach kieferorthopädischer Ausformung der Ober- und Unterkieferzahnbögen mit Multibandapparatur durchgeführt. Auf hoher Le-Fort-I-Ebene erfolgte eine Oberkieferhochverlagerung dorsal um 5 mm, frontal um 3 mm, um die Schneidekantenoberlippen-Distanz prä- und postoperativ nach der Oberkiefervorverlagerung um 5 mm beibehalten zu können. Durch diese Vorgehensweise konnte das hypoplastische Mittelgesicht ohne alloplastische Augmentationsmaterialien ausgeglichen und neben einer kaufunktionellen Verbesserung eine Profilharmonisierung erzielt werden.

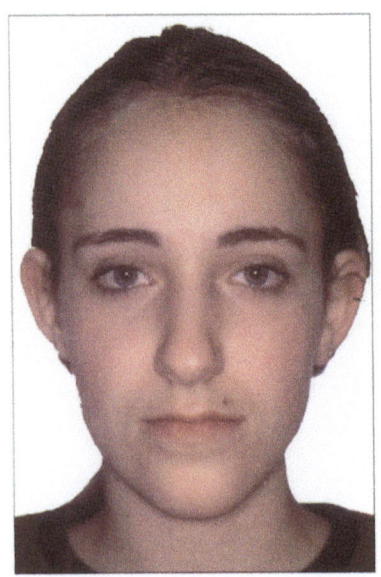
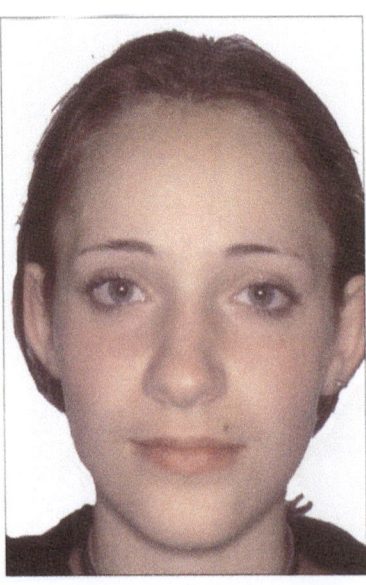

Abb. 5.17. Präoperative En-face-Aufnahme einer Patienten mit einer skelettaler Dysgnathie bei moderater Mittelgesichtshypoplasie (links)

Abb. 5.18. Postoperative En-face-Aufnahme nach erfolgter Oberkieferverlagerung (rechts)

Abb. 5.19. Präoperative Profilansicht. Bedingt durch die Rücklage des Oberkiefers erscheint das Mittelgesicht eingefallen, das zu einer verstärkten Ausprägung der Nasolabialfalte führt (links)

Abb. 5.20. Postoperative Profilansicht nach Korrektur der Retrognathie durch eine 3-D Oberkieferverlagerung. Bedingt durch die Oberkieferumstellungsostetomie konnte die Nasolabialfalte nivelliert und ein harmonisches Profil erzielt werden (rechts)

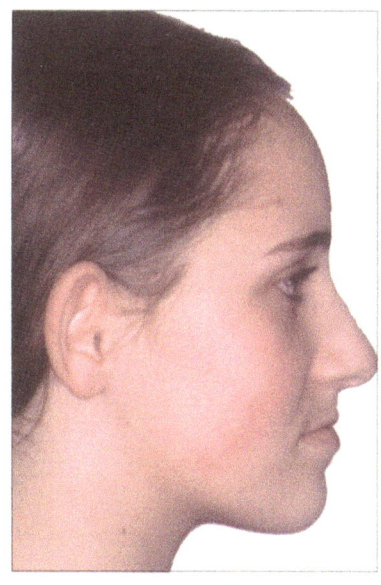 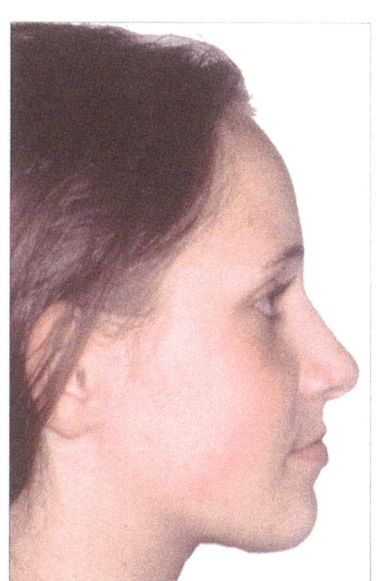

Abb. 5.21. Fernröntgenseitenansicht. Präoperative Ansicht der Patientin aus Abb. 5.17, die eine Rücklage des Oberkiefers aufweist (links)

Abb. 5.22. Postoperative Fernröntgenseitenansicht nach 3-D-Oberkieferumstellungsosteotomie, die zur Harmonisierung des Mittelgesichtes führte. Die Osteosyntheseplatten zur Stabilisierung der Osteotomiesgmente sind noch in situ (rechts)

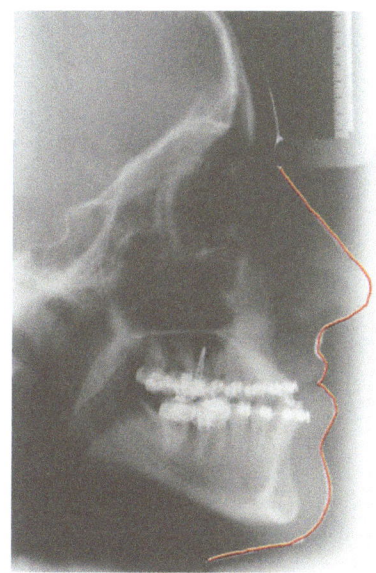 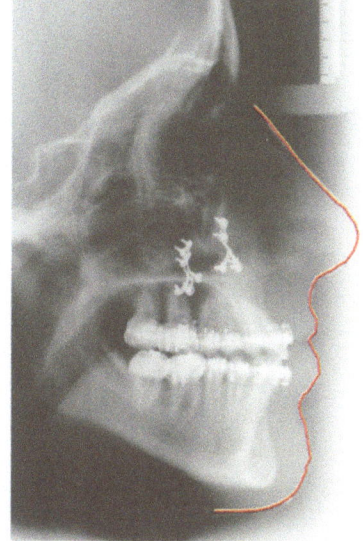

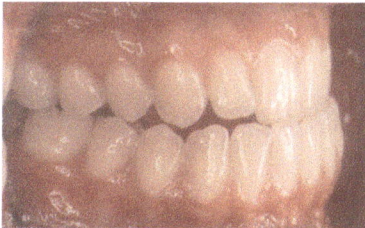 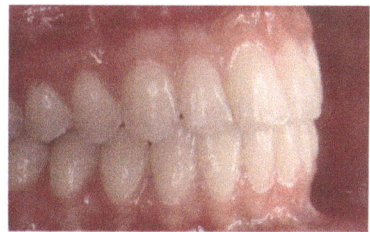

Abb. 5.23. Präoperative lateral enorale Ansicht der retrognathen dentalen Relation der Patientin aus Abb. 5.17 (links)

Abb. 5.24. Postoperative lateral enorale Ansicht der dentalen Relation nach Oberkieferumstellungsosteotomie und abgeschlossener kieferorthopädischer Behandlung der Patientin aus Abb. 5.17 (rechts)

Dish-face-Syndrom

Bei diesem 26jährigem Patient bestand eine skelletale Dysgnathie, die durch eine ausgeprägte Mittelgesichtshypoplasie in Kombination mit einer moderaten Progenie, Asymmetrie und Drehfehlstände der Unterkiefer-Frontzähne gekennzeichnet ist.

Neben einer invertierten Oberlippe, großem Nasolabialwinkel bei ausgeprägtem Corpus mandibulae und einer Dish-face-Ausbildung, klagte der Patient über kaufunktionelle Störungen und Artikulationsbehinderungen, die zur Indikation einer bimaxillären Umstellungsosteotomie bei einer sagittalen Diskrepanz der Kiefer zueinander von 12 mm führten. Der Oberkiefer wurde auf Le-Fort-I-Ebene osteotomiert und um 7 mm vor- und um 3 mm hochverlagert. Nach beidseitig modifizierter retromolarer sagittaler Spaltung des Unterkiefers nach Hunsuck erfolgte die Dorsalverlagerung der Mandibula um 5 mm und Schwenkung um 5 mm nach links zum Ausgleich der bestandenen Asymmetrie des Untergesichtes mit anschließender osteosynthetischer Fixierung der Osteotomiesegmente in zentrischer Relation.

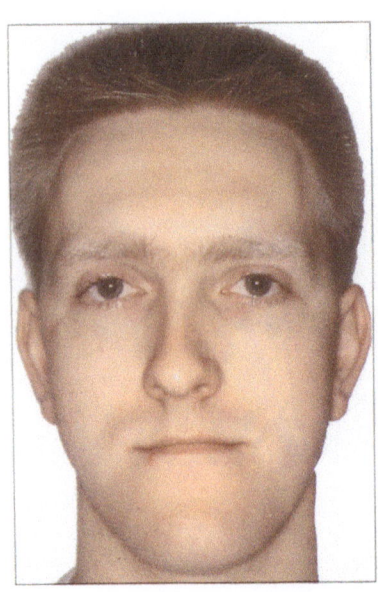 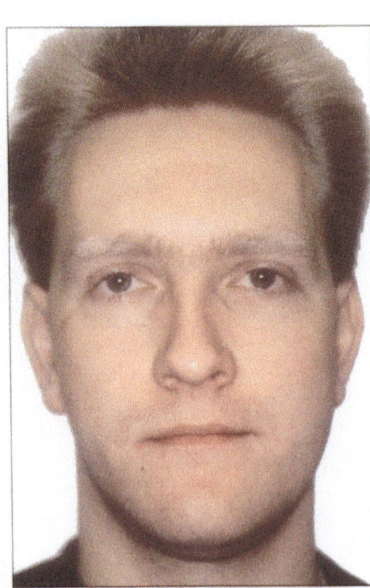

Abb. 5.25. Präoperative En-face-Aufnahme eines Patienten mit einem Dish-face-Syndrom bei ausgeprägter skelettaler Dysgnathie und Hypoplasie des Mittelgesichtes sowie invertierter Oberlippe (links) und Gesichtsasymmetrie

Abb. 5.26. Postoperative En-face-Aufnahme nach erfolgter bimaxillärer Umstellungsosteotomie, die zur deutlichen Harmonisierung der Gesichtsproportionsverhältnisse und des Profils führten (rechts)

Abb. 5.27. Präoperative Profilansicht. Deutlich ist das Dish-face-Syndrom bei Mittelgesichtshypoplasie und progenem Unterkiefer sowie invertierter Oberlippe zu erkennen (links)

Abb. 5.28. Postoperative Profilansicht nach Korrektur des Dish-face-Syndroms durch eine bimaxilläre 3-D-Verlagerung der Kiefer, die zur Harmonisierung der Proportionsverhältnisse und der Oberlippe führten (rechts)

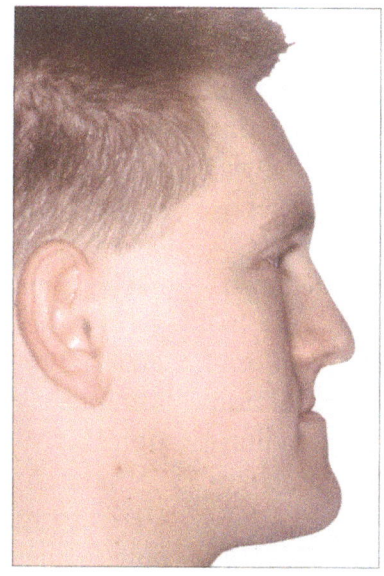
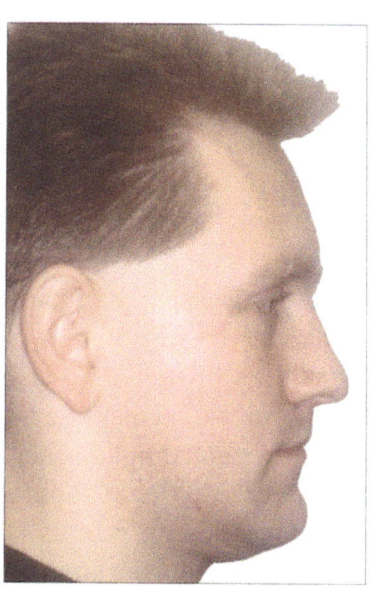

Abb. 5.29. Fernröntgenseitenansicht. Präoperative Ansicht des Patienten aus Abb. 5.25 mit einer ausgeprägten skelettalen Dysgnathie, im Sinne eines Dish-face-Syndroms bei erheblicher sagittaler Diskrepanz der Kiefer von mehr als 12 mm (links) zueinander

Abb. 5.30. Postoperative Fernröntgenseitenansicht nach 3-D-bimaxillärer Kieferumstellungsosteotomie, die zur Harmonisierung der Proportionsverhältnisse führten. Die Osteosyntheseplatten zur Stabilisierung der Osteotomiesegmente sind nach knöcherner Konsolidierung noch in situ (rechts)

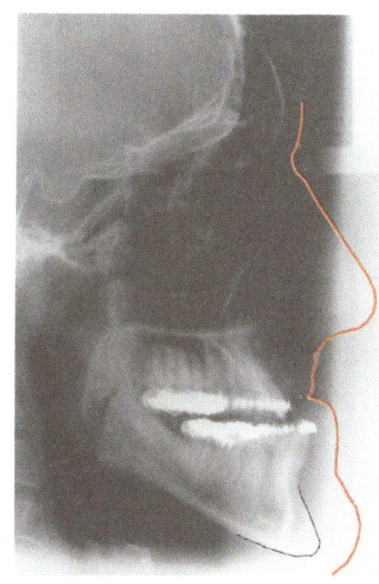
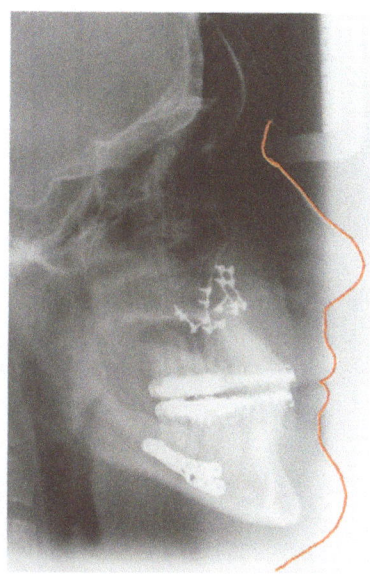

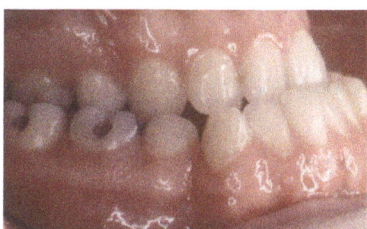
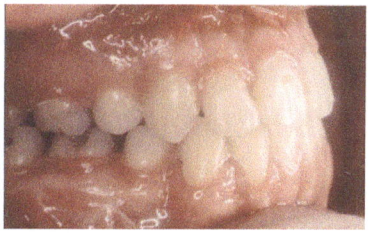

Abb. 5.31. Präoperative lateral enorale Ansicht der dentalen Relation des Patienten aus Abb. 5.25. Auffällig ist die z.T. dental kompensierte sagittale Diskrepanz der Kiefer zueinander

Abb. 5.32. Postoperative lateral enorale Ansicht der dentalen Relation nach bimaxillärer Umstellungsosteotomie und abgeschlossener kieferorthopädischer Behandlung des Patienten aus Abb. 5.25

Long-face-Syndrom

Das Gesicht dieser 23jährigen Patientin ist durch ein Long-face-Syndrom mit frontal offenem Biß, Gesichtsasymmetrie, Retrogenie und Retrognathie gekennzeichnet.

Die sagittale Diskrepanz der Kiefer zueinander betrug 10 mm, so daß eine bimaxilläre Umstellungsosteotomie in Kombination mit einer Kinnhöhenreduktion nach kieferorthopädischer Vorbehandlungen mit Multibandapparaturen durchgeführt wurde.

Zur Harmonisierung des Gesichtsprofils wurde der Oberkiefer um 6 mm nach ventral verlagert, dorsal um 5 mm und frontal um 3 mm hochverlagert und schließlich zur Korrektur der Mittellinie um 2 mm nach rechts geschwenkt.

Nach beidseitig modifizierter retromolarer sagittaler Spaltung des Unterkiefers nach Hunsuck erfolgte die Dorsalverlagerung des Unterkiefers um 4 mm und Fixierung in zentrischer Relation mit Miniplatten sowie eine Kinnhöhenreduktion.

Dadurch ließ sich ein ausgewogenes Gesichtsprofil erzielen, allerdings ohne eine ästhetisch harmonisierende Nasenrückenkorrektur, die die Patientin ablehnte.

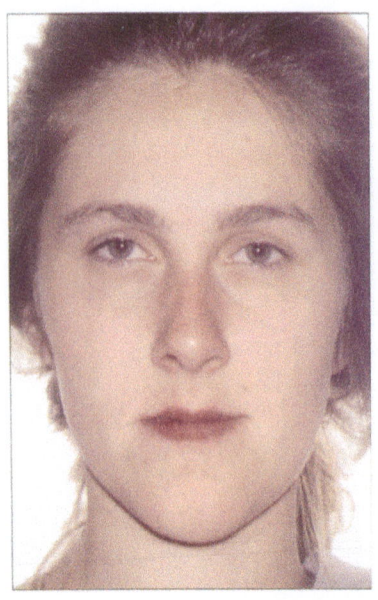 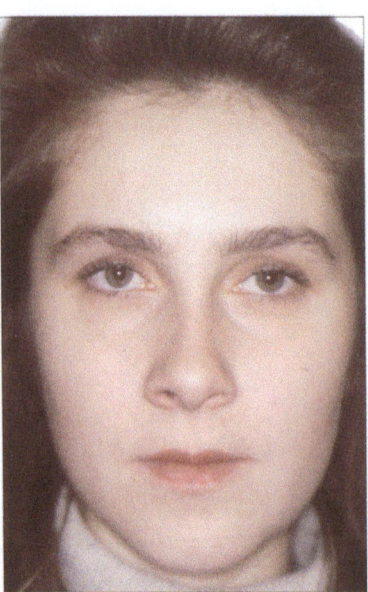

Abb. 5.33. Präoperative En-face-Aufnahme einer Patienten mit einem Long-face-Syndrom bei ausgeprägter skelettaler Dysgnathie und prominentem Untergesicht (links)

Abb. 5.34. Postoperative En-face-Aufnahme nach erfolgter bimaxillärer – und Kinnumstellungsosteotomie, die zur deutlichen Harmonisierung der Gesichtsproportionsverhältnisse führten (rechts)

Abb. 5.35. Präoperative Profilansicht. Deutlich ist das markante und progene Gesichtprofil zu erkennen (links)

Abb. 5.36. Postoperative Profilansicht nach Korrektur des Long-face-Syndroms durch eine bimaxilläre 3-D-Verlagerung der Kiefer- und Kinnumstellungsosteotomie ohne eine notwendig erscheinende Septo-Rhinoplastik (rechts)

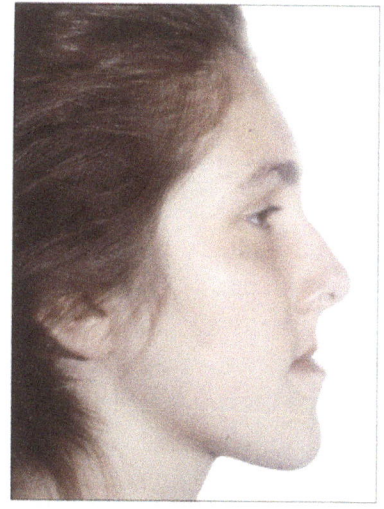 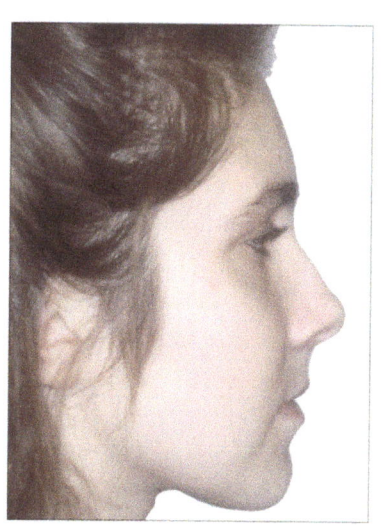

Abb. 5.37. Fernröntgenseitenansicht. Präoperative Ansicht der Patientin aus Abb. 5.33 mit einer ausgeprägten skelettalen Dysgnathie, im Sinne eines Long-face-Syndroms (links)

Abb. 5.38. Postoperative Fernröntgenseitenansicht nach 3-D-Kiefer- und Kinnumstellungsosteotomie, die zur Harmonisierung der Proportionsverhältnisse führten. Die Osteosyntheseplatten zur Stabilisierung der Osteotomiesegmente sind nach knöcherner Konsolidierung noch in situ (rechts)

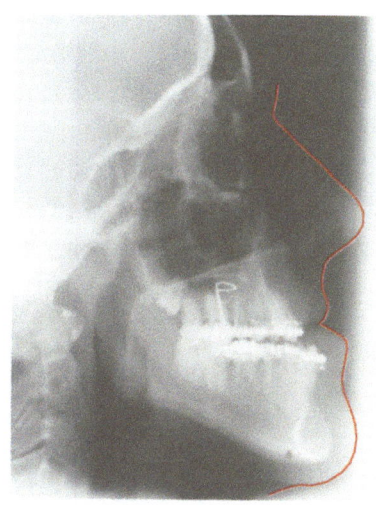 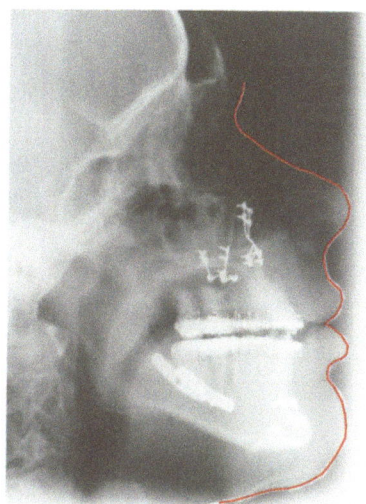

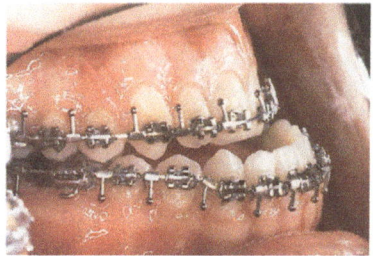 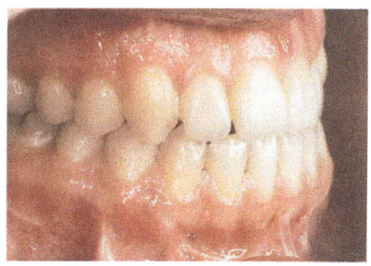

Abb. 5.39. Präoperative lateral enorale Ansicht der dentalen Relation während der kieferorthopädischen Vorbehandlung zur Ausformung der Ober- und Unterkieferzahnbögen der Patientin aus Abb. 5.33 (links)

Abb. 5.40. Postoperative lateral enorale Ansicht der dentalen Relation nach bimaxillärer Umstellungsosteotomie und abgeschlossener kieferorthopädischer Behandlung der Patientin aus Abb. 5.33 (rechts)

Short-face-Syndrom

Diese 24jährige Patientin fühlte sich durch ihren frontal und seitlich offen Biß in Kaufunktion, Nahrungsaufnahme und Artikulation sowie Phonation in erheblichem Maße eingeschränkt, weil die Ober- und Unterkieferzahnreihen sich nur im Bereich des vorletzten Backenzahnes abstützten. Ferner klagte sie über bestehende disharmonische Gesichtsproportionen, vor allem über das weit zurückliegende Kinn und den dadurch bedingten weit offenen zervikomandibulären Winkel.

Nach kieferorthopädischer Ausformung der Zahnreihen im Ober- und Unterkiefer führten wir nach eingehenden Modellstudien und Fotostatprofil-Prognosen eine Oberkieferhochverlagerung auf Le-Fort-I-Ebene zur Schließung des frontal offen Bisses und gleichzeitig eine Vorverlagerung des Oberkiefers um 2 mm sowie eine Schwenkung nach rechts um 2 mm zur Korrektur der dentalen Mittellinienabweichung durch.

Um eine Profilharmonisierung des Untergesichtes zu erzielen, wurde der Unterkiefer nach beidseitig modifizierter retromolarer sagittaler Spaltung der Rami ascendentes nach Hunsuck um 6 mm nach ventral verlagert und um 3 mm nach links zum Ausgleich der verschobenen dentalen Mittellinien geschwenkt. Die Osteotomiesegmente wurden osteosynthetisch in zentrischer Relation mit Miniplatten stabilisiert.

Die Harmonisierung der unteren Gesichtspartie und des zervikomandibulären Überganges wurde durch eine Kinnvorverlagerung um 9 mm erreicht.

Durch diese operative Vorgehensweise ließ sich der frontal und seitlich offene Biß schließen und eine regelrechte Kaufunktion mit Besserung der bestandenen Myoarthropathien und nicht zuletzt ein deutlich ausgewogenes, harmonisches Gesichtsprofil erzielen, welches die Patienten in höchstem Maß zufriedenstellte.

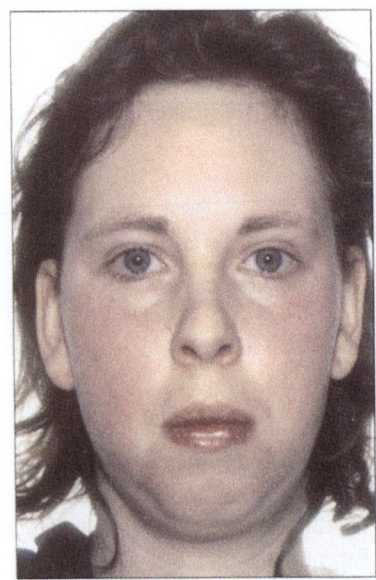
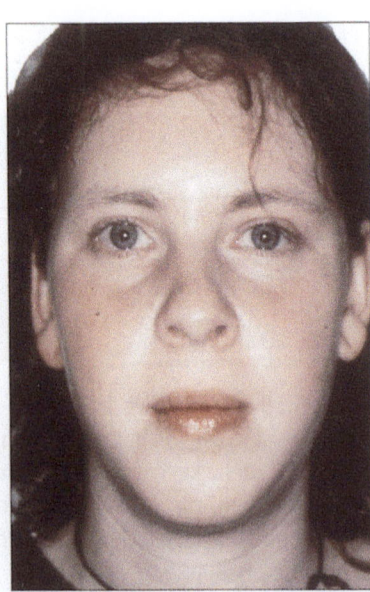

Abb. 5.41. Präoperative En-face-Aufnahme einer Patienten mit einem Short-face-Syndrom und frontal offen Biß bei inkompetentem Lippenschluß (links)

Abb. 5.42. Postoperative En-face-Aufnahme nach erfolgter bimaxillärer Umstellungsosteotomie und Kinnvorverlagerung. Dadurch ließ sich eine deutliche Harmonisierung der Gesichtsproportionsverhältnisse erzielen (rechts)

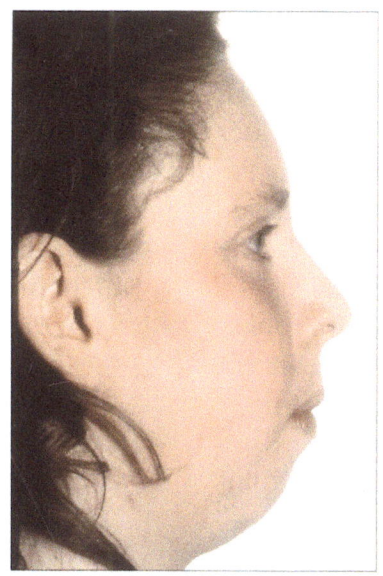 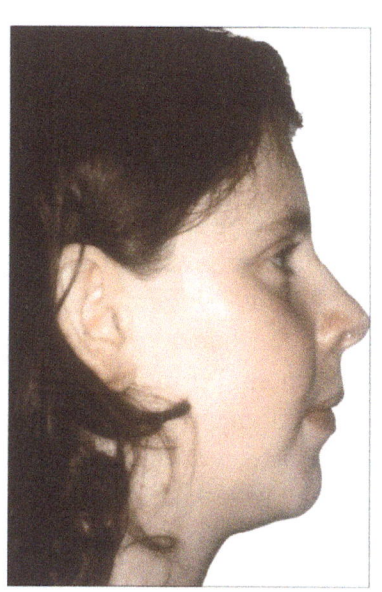

Abb. 5.43. Präoperative Profilansicht. In dieser Ansicht wird das opistognathische Gesichtprofil mit dem extrem fliehenden Kinn deutlich (links)

Abb. 5.44. Postoperative Profilansicht nach Korrektur des Short-face-Syndroms durch eine bimaxilläre 3-D-Verlagerung der Kiefer und Kinnvorverlagerung, die zur Harmonisierung der Gesichtsproportionen führten (rechts)

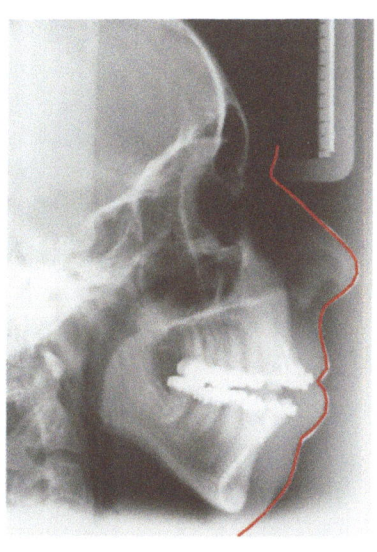 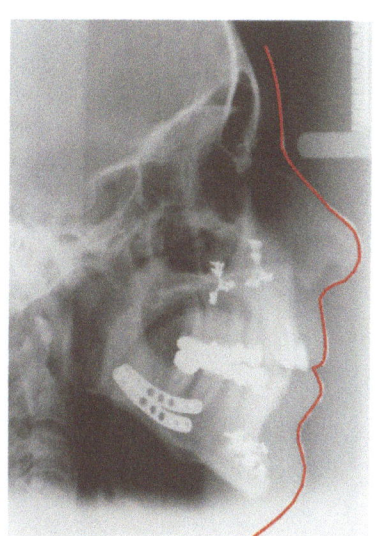

Abb. 5.45. Fernröntgenseitenansicht. Präoperative Ansicht der Patientin aus Abb. 5.41 mit einer ausgeprägten skelettalen Dysgnathie, eines Short-face-Syndroms. Deutlich ist der frontal offene Biß und die extreme Retrogenie zu erkennen (links)

Abb. 5.46. Postoperative Fernröntgenseitenansicht nach 3-D-Kiefer- und Kinnumstellungsosteotomie, die zur Harmonisierung der Proportionsverhältnisse führten. Die Osteosyntheseplatten zur Stabilisierung der Osteotomiesegmente sind nach knöcherner Konsolidierung noch in situ (rechts)

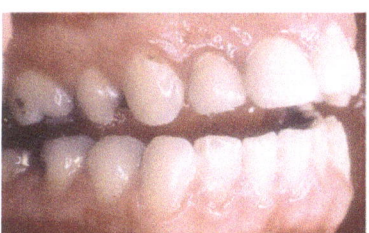 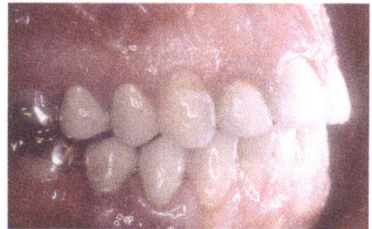

Abb. 5.47. Präoperative laterale enorale Ansicht der dentalen Relation der Patientin aus Abbildung 5.41. Klinisch ist deutlich der forntal offene Biss bei ausschließlichem Kontakt auf den zweiten Molaren zu erkennen

Abb. 5.48. Postoperative laterale Ansicht der dentalen Relation nach bimaxillärer Umstellungsosteotomie. Der frontal und seitlich offene Biss ließ sich durch Verlagerung der Kiefer schließen und dadurch eine eugnathe Bisslage erzielen

Kinnhypoplasie

Bedingt durch das zurückliegende Kinn bei regelrechter, d.h. eugnath eingestellter Bißlage, bestand bei dieser 38jährigen Patientin eine kosmetisch störende Dysharmonie des unteren Gesichtsprofils, die sie zu korrigieren wünschte.

Nach einer mit der Patientin abgestimmten Profilprognose wurde über einen enoralen Zugang eine subforaminäre Kinnosteotomie durchgeführt, das Kinn um 10 mm nach ventral verlagert und mit zwei Miniosteosyntheseplatten, die interforaminär angebracht wurden, fixiert. Die entstandene Stufe wurde mit Knochenersatzmaterial ausgeglichen, um eine ausgewogene Sublabialfalte zu erzielen.

Durch die Kinnosteotomie und Kinnvorverlagerung wurde die von der Patientin gewünschte Profilharmonisierung, sowie eine Verbesserung der perioralen Muskelfunktion und die Korrektur der negativen Lippenstufe erreicht.

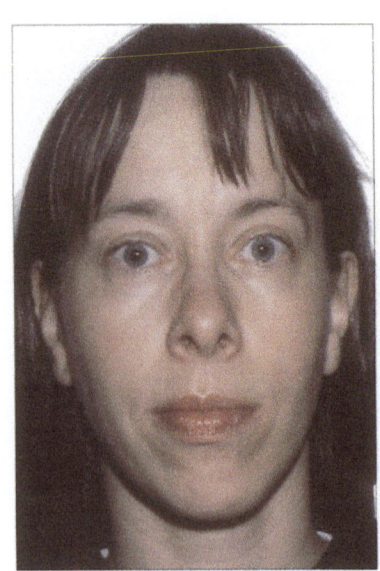 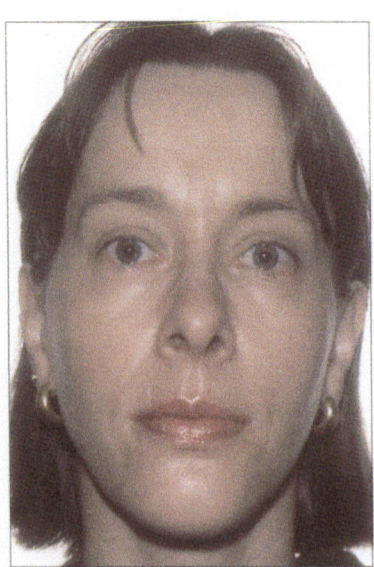

Abb. 5.49. Präoperative En-face-Aufnahme einer Patienten mit einer deutlichen Kinnhypoplasie und prominentem Untergesicht (links)

Abb. 5.50. Postoperative En-face-Aufnahme nach erfolgter Kinnvorverlagerung um 10 mm. Bereits in der En-face-Aufnahme wird die Harmonisierung der Proportionsverhältnisse durch diese operative Maßnahme evident (rechts)

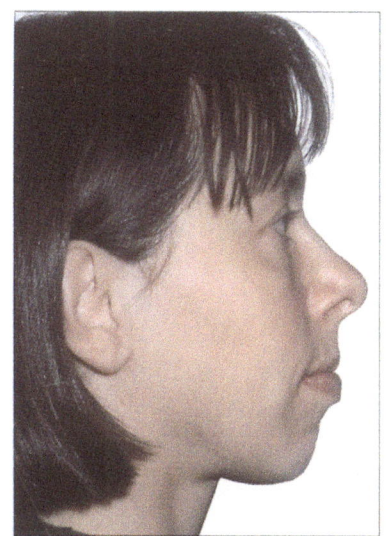 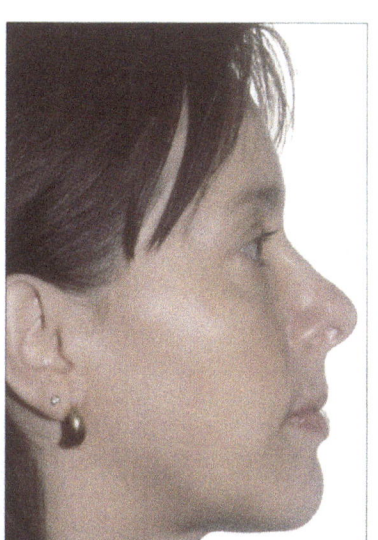

Abb. 5.51. Präoperative Profilansicht. Durch das fliehende Kinn kommt es zur Disharmonie der Gesichtsproportionen und Rücklage des Gesichtprofils (links)

Abb. 5.52. Postoperative Profilansicht der Patienten aus Abb. 5.49 nach erfolgter Kinnvorverlagerung. Durch diesen operativen Eingriff ließen sich die Gesichtsproportionsverhältnisse und das Profil harmonisieren (rechts)

Literaturverzeichnis

◼ Bedeutung der Gesichtsproportionen

Banner L (1984) American beaut's. Univ Chicago, Chicago, p 40
Berschied E, Walster E (1974) Physical attractiveness. In: Behowitz L (ed) Advances in experimental social psychology. Academic Press, New York, Vol 7
Clark K (1980) Feminine beauty. Weidenfeld & Nicholson, London, p 32
Dictionary of Scientific Biography (1981) Francis galton. Charles Scribners, New York, p 265
Dion K, Berschied E, Walter E (1972) What is beautiful is good. J Personal Soc Psychol 24:283
Downes K (1980) Rubens. Jupiter, London, chap VIII, p 151
Freedman R (1985) Beauty bound. Lexington Books, Lexington, p 11
Freud S (1975) Civilization and its discontents. In: Strachey J (ed) Riviere J (transl). Hogarth Press, London, p 19
Gunn F (1973) The artificial face. Hippo-crene, Great Britain, p 70
Lloyd V (1986) The art of vogue. Harmony, New York
Mathes EW, Kahn A (1975) Physical attractiveness, happiness. Neuroticism and self-esteem. J Psychol 90:27
Panofsky E (1940) The codex huggens and Leonardo da Vinci's Art Theory. Studies of the Warburg Institute, XIII
Romm S (1992) The changing face of beauty. Mosby Year Book, St. Louis, Philadelphia
Steele V (1985) Fashion and eroticism. UP, New York Oxford, p 104
Strong R (1971) The masque of beauty. Dramrite, London, p 4

◼ Gesichtsanalyse

Becker D (1999) Rhinoplasty Analysis: In: Toriumi DM, Baker DG (eds) Rhinoplasty, Dissection Manual. Williams & Wilkens, Lippincott
Byrd HS, Hobar PC (1993) Rhinoplasty: a practical gide for surgical planning. Plast Reconstr Surg 91:642
Crumley RL, Lanser M (1998) Quantitative analysis of nasal tip projektion. Larynoscope 98:202
Farkas LG, Kolar JC (1987) Anthropometrics and art in aesthetics of women's face. Clin Plast Surg 14:599
Farkas LG, Munro IR (eds) (1986) Anthropometric facial proportions in medicine. Springfield, III, Charles C Thomas
Guyuron B (1988) Precision rhinoplasty I: The role of life-size photographs and soft tissue cephalometric analysis. Plast Reconstr Surg 81:489
Kerr WJS, O'Donnell JM (1990) Panel perception of facial attractivness. Br J Orthod 17:299
Lines PA, Lines RR, Lines C (1978) Profile metrics and facial esthetics. Am J Orthod 73:648
Rickets RM (1982) Divine proportion in facial aesthetics. Clin Plast Surg 9:401
Ridley MB (1992) Aesthetic facial proportions. In: Papel ID, Nachlas NE (eds) Facial plastic and reconstructive surgery. Mosby Year Book, Philadelphia, pp 99
Stella JP, Epker BN (1990) Systematic aesthetic evaluation of the nose for cosmetic surgery. Oral Maxillofacial Surg Clin North Am 2:273
Tardy ME (1997) Rhinoplasty: the art and science. Saunders, Philadelphia

◼ Lippen

Bass NM (1991) The aesthetic analysis of the face. Eur J Ortod 13:343
Burstone CJ (1967) Lip posture and its significance to treatment. Am J Orthod 53:262
Planas J, Cervelli V, Planas G (1999) Virtual changes of the shape of the lips. Aesth Plast Surg 23:32

■ Profilverändernde Maßnahmen

Aragon SB, van Sickels JE, Dolwick MF, Flanary CM (1985) The effects of orthognathic surgery on mandibular range of motion. J Oral Maxillofac Surg 43:938

Aragon SB, van Sickels JE (1987) Mandibular range of motion with rigid/nonrigid fixation. Oral Surg 63:408

Astrand P (1974) Chewing efficiency before and after surgical correction of developmental deformities of the jaws. Swed Dent 3:1–11

Austermann KH, Bollmann R (1981) Eine Methode zur Bestimmung der günstigsten Osteotomieebene bei Le Fort I-Osteotomien. In: Schuchardt K, Schwenzer N (Hrsg) Fortschritte der Kiefer- und Gesichts-Chirurgie, Bd. XXVI. Thieme, Stuttgart, S 121

Austermann KH, Machtens E (1974) The influence of tongue asymmetries on the development of jaws and the position of teeth. Int J Oral Surg 3:261

Bahler AS, Fules T, Zierler KC (1968) The dynamic properties of mammalian skeletal muscle. J Gen Physiol 51:369

Becker R, Austermann KH (1990) Frakturen des Gesichtsschädels. In: Schwenzer N, Grimm G (Hrsg) Zahn-Mund-Kiefer-Heilkunde, Bd. II, 2. Aufl., Thieme, Stuttgart, S 519

Becker R (1975) Die Indikation zur Zungenverkleinerung. Fortschr Kieferorthop 36:409

Becker R (1966) Erfolge und Mißerfolge bei der Progeniebehandlung und ihre Ursachen. Dtsch Zahnarztebl 20:766

Bell WH, Epker BN (1976) Surgical orthodontic expansion of the maxilla. Amer J Orthod 70:517

Bell WH, Fonseca RI, Kennedy LW, Levy BM (1975) Bone healing and revascularization after total maxillary osteotomy. J Oral Surg 33:253

Bell WH, Levy BM (1970) Healing after anterior maxillary osteotomy. 1. Oral Surg 28:728

Bell WH (1973) Biologic basis for maxillary osteotomies. Amer J Phys Anthropol 38:279

Bell WH (1975) Le Fort I osteotomy for correction of maxillary deformities. J Oral Surg 33:412

Bell WH (1970) Revascularization and bone healing after anterior mandibular osteotomy. J Oral Surg 28:196

Bell WH (1969) Revascularization and bone healing after anterior maxillary osteotomy: a study using adult rhesus monkeys. J Oral Surg 27:249

Bell WH, Scheideman GB (1981) Correction of vertical maxillary deficiency: stability and soft tissue changes. J Oral Surg 39:666

Bjork A (1972) Timing of interceptive orthodontic measures based on stages of maturation. Trans Europ Orthodont Soc 48:61

Bjuggren G, Jensen R, Stroembeck JO (1968) Macroglossia and its surgical treatment. Scand J Plast Reconstr Surg 2:116

Blair VP (1906) Report of a case of double resection for the correction of protrusion of the mandible. Dent Cosmos 48:817

Bollmann F, Austermann KH (1981) Planungshilfen bei operativer Korrektur dysgnather Bißverhältnisse. In: Schuchardt K, Schwenzer N (Hrsg) Fortschritte der Kiefer- und Gesichts-Chirurgie, Bd. XXVI, Thieme, Stuttgart

Brammer J, Finn R, Bell WH (1980) Stability after bimaxillary surgery to correct vertical maxillary excess and mandibular deficiency. J Oral Surg 38:664

Broadbend R, Woolf R (1977) Our experience with sagittal split osteotomy for retrognathia. Plast Reconstr Surg 99:860

Brusati R, Fiamminghi L, Sesenna E, Gazzotti A (1981) Functional disturbances of the inferior alveolar nerve after sagittal osteotomy of the mandibular ramus: operative technique for prevention. J Max-Fac Surg 9:123

Drommer R, Luhr HG (1981) The stabilisation of osteomized maxillary segments with Luhr mini plates in secondary cleft surgery. J Maxillofac Surg 9:166

Ehmer U, Röhling J, Klang KD (1987) Ein kalibriertes Doppelsplintverfahren zur Modellsituation in der chirurgischen Kieferorthopädie. Dtsch Z Mund Kiefer Gesichtschir 11:59

Ewers R (1984) Die temporomandibulären Strukturen Erwachsener und die Reaktion auf operative Verlagerungen. Eine tierexperimentelle Studie an ausgewachsenen Ceropithecus-aethiops-Affen. Z Stomatol 81:73

Freihofer HP (1977) Modellversuch zur lageveränderung des Kieferköpfchens nach sagittaler Spaltung des Unterkiefers. Schweiz Monatsschr Zahnheilk 87:12

Hadjianghelou O (1981) Züricher Erfahrungen mit der Zugschraubenosteosynthese bei sagittalen Spaltungen des Ramus. In: Schwenzer N, Pfeifer G (eds) Fortschr Kiefer Gesichtschir. Thieme, Stuttgart, S 94

Härle F (1980) Le Fort I osteotomy (using miniplates) for correction of the long face. J Oral Surg 9:427

Haers P, Sailer H (1999) Self-reinforced P(L/LD) LA osteosynthesis with bimaxillary surgery: a prospective study of material related failures and skeletal Stbility. mt. J. Oral Maxfac Surg 28 (Suppl 1):12

Halling F, Merten HA (1992) A new condylar positioning technique in orthtognathic surgery. J Cranio-Max Surg 20:310

Hauenstein H, Pape HD, Piel HE (1981) Miniplattenosteosynthese als übungsstabile Fixation bei kieferorthopädischen Eingriffen. In: Schwenzer N,

Pfiefer G (eds) Fortschr Kiefer Gesichtschir. Thieme, Stuttgart, S 138

Hochban W, Conradt R, Brandenburg U, Heitmann J, Hermann J (1997) Surgical maxillofacial treatment of obstructive sleep apnae. Plast Reconstr Surg 99:621

Hofer O (1942) Die operative Behandlung der alveolären Retraktion des Unterkiefers und ihre Anwendungsmöglichkeiten für Prognathie und Mikrogenie. Zahn Mund Kieferheilk 9:121

Hönig JF, Haase S, Kreidler J (1990) Computed tomography in the diagnosis and preoperative planning for oral surgery of the ascending ramus of the mandible in the treatment of malocclusions. Electromedia 58:130

Höltje WJ, Scheuer H (1989) Profilkorrekturen bei Patienten mit Lippen-Kiefer-Gaumenspalten: Technik und Langzeitergebnisse. Hamb Ärztbl 43:435

Höltje WJ, Scheuer H (1991) Die vertikosagittale Halbinselosteotomie des Unterkieferkörpers. Ein Konzept zur Vorverlagerung und anterioren Rotation der Mandibulla. Fortschr Kieferorthop 52:34

Hörster W (1980) Expierence with functionally stable plate osteosynthesis after forward displacement of the upper jaw. J Maxillofac Surg 8:176

Hunsuck EE (1968) A modified intraoral sagittal splitting technique for correction of mandibular prognathism. J Oral Surg 26:250

Joos U (1999) An adjustable bone fixation system for sagittal splitting ramus osteotomy. Preliminary report. Br J Oral Mxillofac Surg 37:99

Joos U, Göz G, Schilli W (1984) Experience with sagittal splitting of the horizontal ramus in mandibula prognathism. J Cranio Maxillofac Surg 12:71

Kärcher H (1992) Three-dimensional craniofacial surgery: transfer from a three-dimensional model (Endoplan) to clinical surgery – a new technique. J Cranio-Max-Fac Surg 20:125

Kleier C, Stamm T, Joos J, Ehmer U (1999) Prospective analysis of delaire-Joos ostetomies. Oral Maxfac Surg 28 (Suppl 1):88

Krenkel C, Lixl G (1991) Ein Modeloperationsgerät zur Planung und Simulation von OK- und UK-Osteotomien. Zahnärztl Prax 42:471

Kubein D, Stachniss V, Krüger W (1979) Zur Frage der physiologischen Kondylen-Positionierung. Zahnärztl Welt 88:422

Kubein D, Luhr HG, Jaeger A, Schwestka R (1987) Diagnostik der Relation der Kiefergelenke zur Okklusion. Intraoperatives Kontrollverfahren zur Optimierung kieferorthopädisch-chirurgischer Eingriffe in Verbindung mit Plattenosteosynthese. Fortschr Kieferorthop 48:267

Langenbeck B von (1859) Beiträge zur Osteoplastik – die osteoplastische Resektion des Oberkiefers. In: G6-schen A (Hrsg) Deutsche Klinik. Reimer, Berlin

Law JH, Rotskoff KS, Smith RG (1989) Stability following combined maxillary and mandibular osteotomies treated with rigid internal fixation. J Oral Maxillofac Surg 47:128

Le Fort R (1901) Etude experimentale sur les fractures de la machoire superieure. Rev Chir 23:208, 360, 479

Legan HL, Burstone CJ (1980) Soft tissue cephalometric analysis for orthognathic surgery. J Oral Surg 38:744

Leonard MS (1985) Maintenance of condylar position after sagittal split osteotomy of the mandible. J Oral Maxillofac Surg 43:391

Lindorf HH (1977) Chirurgisch-schädelbezügliche Einstellung des Gebisses (Doppelsplintmethode). Dtsch Zahnärztl Z 32:260

Lindorf HH (1984) Funktionsstabile Tandem-Verschraubung der sagittalen Ramusosteotomie. Dtsch Z Mund-Kiefer-Gesichtschir 8:367

Ludwig A, Merten HA, Jäger A (1996) Genioplastik. Langzeitergebnisse nach Kinnosteotomien mit stabiler Osteosynthese. Schweiz Monatschr Zahnmed 106:1015

Luhr HG (1985) Skelettverlagernde Operationen zur Harmonisierung des Gesichtsprofils – Probleme der stabilen Fixation von Osteotomiesegmenten. In: Pfeifer G (Hrsg) Die Ästhetik von Form und Funktion in der Plastischen und Wiederherstellungschirurgie. Springer, Berlin, S 87

Luhr HG, Schauer W, Jäger A (1986) Formveränderung des Unterkiefers durch kieferorthopädisch-chirurgische Maßnahmen mit stabiler Fixation der Segmente. Fortschr Kieferorthop 47:39

Macintosh RB (1981) Experience with the sagittal osteotomy of the mandibular ramus, a 13-year review. J Max-Fac Surg 9:151

Macintosh RB (1974) Total mandibular osteotomy. J Max-Fac Surg 2:210

Magnusson T, Ahlborg D, Finne K (1986) Changes in temperomandibular joint pain-dysfunction after surgical correction of dentofacial anomalies. In J Oral Maxillofac Surg 15:707

Manz E, Hadjianghelou O (1981) Spätergebnisse der Korrektur des skelettal offenen Bisses durch sagittale Spaltung des Unterkiefers. In: Schuchardt K, Schwenzer N (Hrsg) Fortschritte der Kiefer- und Gesichts-Chirurgie, Bd. XXVI. Thieme, Stuttgart, S 64

Martis CS (1984) Complications after mandibular sagittal split osteotomy. J Oral Maxillofac Surg 42:101

Merten HA, Ludwig A, Wiese KG, Luhr HG (1996) Neue Instrumente für die orthognathe Chirurgie: Kortikalissprengmeißel (Z-Meißel) und Kinnrepositionszange. Dtsch Z Mund Kiefer Gesichtschr 20:119

Miskinyar SAC (1983) A new method for correcting a gummy smile. Plast Reconstr Surg 72:397

Mommaerts MY (1987) Die Indikation zur Zungenverkleinerung bei kieferorthopädischen Eingriffen. Informationen 1:91

Niederdellmann H, Buhrmann K, Collins FJW (1984) Stellschraube, Adjuvans in der kieferorthopädischen Chirurgie. Dtsch Z Mund-Kiefer-Gesichtschir 8:62

Obwegeser H (1955) Zur Operationstechnik bei der Progenie und anderen Unterkieferanomalien. In: Trauner R, Obwegeser H (Hrsg) Deutsche Zahn-, Mund- und Kieferheilkunde 23

Obwegeser H (1957) The surgical correction of mandibular prognathism and retrognathia with consideration of genioplasty. Oral Surg 10:677

Obwegeser H (1965) Eingriffe am Oberkiefer zur Korrektur des progenen Zustandes. Schweiz Mschr Zahnheilk 75:365

Obwegeser H (1970) Die Einzeitige Vorbewegung des Oberkiefers und Rückbewegung des Unterkiefers zur Korrektur der extremen „Progenie". Schweiz Mschr Zahnheilk 80:547

Obwegeser J (1987) Eine neue Operationsmethode zur Osteotomie des gesamten Unterkieferalveolarfortsatzes. Dtsch Z Mund-, Kiefer-, Gesichtschir 11:276

Ott K (1978) Erweiterte Planung kieferorthopädischchirurgischer Eingriffe. Öster Z Stomatol 75:332–337

Palmen E, Teiser J, Bringewald E, Stefani E (1981) Kiefergelenksituation nach Progenieoperation unter Berücksichtigung der funktionellen Gebißanalyse. In: Schuchardt K, Schwenzer N (Hrsg) Fortschritte der Kiefer- und Gesichts-Chirurgie, Bd. XXVI. Thieme, Stuttgart, S 103

Paulus GW, Steinhauser EW (1982) A comparative study of wire osteosynthesis versus bone screws in the treatment of mandibular prognathism. Oral Surg 54:2

Paulus GW, Steinhauser EW (1981) Vergleichende Langzeituntersuchung von alveolaren und sagittalen Osteotomien zur Distalbißkorrektur. In: Schuchardt K, Schwenzer N (Hrsg) Fortschritte der Kiefer- und Gesichts-Chirurgie, Bd. XXVI. Thieme, Stuttgart, S 39

Paulus GW, Hardt N, Steinhäuser EW (1984) Miniplattenosteosynthese bei Mehrfach-Osteotomien der Maxilla. Dtsch Z Mund Kiefer Gesichtschir 8:245

Pepersack WJ, Chausse JM (1978) Long-term followup of the sagittal splitting technique for correction of mandibular prognathism. J Max-Fac Surg 6:117

Pepersack WJ (1973) Tooth vitality after alveolar segmental osteotomy. J Max-Fac Surg 1:85

Perko M, Rudelt H-G (1981) Spätergebnisse der Progeniekorrektur durch sagittale Spaltung des Ramus. In: Schuchardt K, Schwenzer N (Hrsg) Fortschritte der Kiefer- und Gesichts-Chirurgie, Bd. XXVI. Thieme, Stuttgart, S 31

Perko M (1972) Maxillary sinus and surgical movement of maxilla. Int J Oral Surg 1:177

Persson G, Hellem S, Nord PG (1986) Bone-plates for stabilizing Le Fort I osteotomies. J Max-Fac Surg 14:69

Proffit WR, Turvey TA, Fields HW, Phillips C (1989) The effect of orthognathic surgery on occlusal force. J Oral Maxillofac Surg 47:457

Raveh J, Roux M, Sutter F (1983) Resultate nach sagittaler Spaltung am Unterkiefer und gleichzeitiger Oberkieferosteotomie unter Anwendung eigener Methoden. Schweiz Monatsschr Zahnheilk 93: 743–747

Reuther J (1988) Kooperation zwischen Kieferorthopädie und Kieferchirurgie. Prakt Kieferorthop 2:177

Reuther J (2000) Orthognathe Chirurgie: skelettverlagernde Operationen. Mund Kiefer Gesichtschir 4 (Suppl 1):237

Reyneke JP, Mosureik CV (1985) Treatment of maxillary deficiency by a Le Fort I downsliding technique. J Oral Maxillofac Surg 43:914

Riley R, Powell N, Guilleminault C, Ware W (1987) Obstructive sleep apnea syndrome following surgery for mandibular prognathism. J Oral Maxillofac Surg 45:450

Sailer H (1990) Fortschritte und Schwerpunkte der orthopädischen Kiefer- und Gesichtschirurgie. Fortschr Kiefer Gesichtschr Sonderband 24–30

Sailer H, Haers P (1995) Komplikationen bei bimaxillären chirurgischen Eingriffen. Fortschr Kiefer Gesichtschr Sonderband: Die bimaxilläre Chirurgie bei skelettalen Dysgnathien. Thieme, Stuttgart, S 41

Sandor KB, Stoelinga PJ, Tidemann H, Leenen RJ (1984) The role of the interosseous osteosynthesis wire in sagittal split osteotomies for mandibular advancement. J Oral Maxillofac Surg 42:231

Schendel SA, Williamson LW (1983) Muscle reorientation following superior reposition of the maxilla. J Oral Maxillofac Surg 41:235

Schuchardt K (1955) Formen des offenen Bisses und ihre operativen Behandlungsmöglichkeiten. In: Schuchardt K, Wassmund M (Hrsg) Fortschritte der Kiefer- und Gesichts-Chirurgie, Bd. I. Thieme, Stuttgart, S 224

Schwenzer N, Ehrenfeld M (1990) Chirurgische Kieferorthopädie. In: Schwenzer N, Grimm G (Hrsg) Zahn-Mund-Kiefer-Heilkunde, Bd. 11. Thieme, Stuttgart, S 463

Schwestka R, Engelke D, Kubein-Meesenburg D (1990) Control of vertical position of the maxilla in orthognathic surgery: clinical application of the sandwich splint. Int J Adult Orthodont 5:133

Schwestka R, Röse D, Kuhnt D (1990) Splint for controlling vertical position in maxillary osteotomies. J Clin Orthodont 24:427

Schwestka R, Engelke D, Zimmer B (1991) Position control of upper incisors in orthognathic surgery: Preoperative planning with the model positioning device and intraoperative application of the sandwich splint. Europ J Orthodont 13:367

Simpson W (1974) The results of surgery for mandibular prognathism. Brit J Oral Surg 12:166

Sitzmann F (1981) Klinische und tierexperimentelle Untersuchungen über Kiefergelenkverlagerungen nach korrektiven Osteotomien bei Dysgnathien. In: Schuchardt K, Schwenzer N (eds) Fortschr Kiefer Gesichtschir. Thieme, Stuttgart, S 75

Somsiri ST (1987) Das Doppelsplintverfahren zur Vorbereitung einer simultanen chirugischen Lagekorrektur des Ober- und Unterkiefers. Fortschr Kieferorthop 48:59

Souris R (1978) Sagittal splitting and bicortical screw fixation of the ascending ramus. J Max-Fac Surg 6:198

Sperry TP, Steinberg MJ, Cans BJ (1982) Mandibular movement during autorotation as a result of maxillary impaction surgery. Amer J Orthod 81:116

Spiessl B (1974) Osteosynthese bei sagittaler Osteotomie nach Obwegeser/Dal Pont. In: Schuchardt K (Hrsg) Fortschritte der Kiefer- und Gesichts-Chirurgie, Bd. XVIII. Thieme, Stuttgart, S 145

Spitzer W, Rettinger G, Spitzmann P (1984) Computerized tomography examination for the detection of positional changes in the temporomandibular joint after ramus osteotomies with screw fixation. J Max-Fac Surg 12:139

Steinhäuser EW (1982) Bone screws and plates in orthognathic surgery. Int J Oral Surg 11:209–214

Steinhauser E, Janson I (1988) Kieferorthopädische Chirurgie – Eine interdisziplinare Aufgabe, Bd. I. Quintessenz, Berlin

Steinhauser E (1973) Advancement of the mandible by sagittal ramus split and suprahyoid myotomy. J Oral Surg 31:516

Storum KA, Bell WH (1984) Hypomobility after maxillary and mandibular osteotomies. Oral Surg 57:7

Tajima S (1975) A longitudinal study on electrical pulp testing following Le Fort type osteotomy and Le Fort type fracture. J Maxillofac Surg 3:74

Tessier P (1971) The definitive plastic surgical treatment of the severe facial deformities of craniofacial dysostosis: Crouzon's and Apert's diseases. Plast Reconstr Surg 48:419

Timmis DP, Aragon SB, van Sickels JE (1986) Masticatory dysfunction with rigid and nonrigid osteo-synthesis of sagittal split osteotomies. Oral Surg 62:119

Triaca A (1989) Die dentobasale Korrektur des Unterkiefers durch eine bilaterale bisagittale Spaltung. Informationen 3:425

Tuinzing DB, Swart JGN (1978) Lageveränderungen des caput mandibulae bei Verwendung von Zugschrauben nach sagittaler Osteotomie des Unterkiefers. Dtsch Z Mund-Kiefer-Gesichtschir 3:94

Tulasne I-F, Schendel SA (1989) Transoral placement of rigid fixation following sagittal ramus split osteotomy. J Oral Maxillofac Surg 47:651

Turvey TA, Hall DJ (1986) Intraoral self-threading screw fixation for sagittal osteotomies: early expieriences. Int J Orthod Orthog Surg 4:243

Upton LG, Scott RF, Hayward JR (1984) Major maxillomandibular mal-relations and temporomandibular joint pain-dysfunction. J Prosthet Dent 51:686

Van Sickels JE, Larsen AJ, Triplett RG (1986) Predictability of maxillary surgery: a comparison of internal and external reference marks. Oral Surg Oral Med Oral Pathol 61:52

Vedofte P, Nattestad A (1989) Pulp sensibility and pulp necrosis after Le Fort I osteotomy. J Cranio-Max-Fac Surg 17:167

Vijayaraghran K, Richardson A, Whitlock RJH (1974) Post-operative relapse following sagittal split osteotomy. Brit J Oral Surg 12:63

Voy E-D (1981) Spate morphologische Veranderungen im Gesichtsschädelaufbau nach kieferorthopädischen Operationen. In: Schuchardt K, Schwenzer N (Hrsg) Fortschritte der Kiefer- und Gesichts-Chirurgie, Bd. XXVI. Thieme, Stuttgart, S 19

Wangerin K (1990) Einzeitige bimaxilläre Korrektur extremer Fehlbisse – Vorbehandlung, Planung und Operationsmethode mit funktionsstabiler Fixierung im Ober- und Unterkiefer. Dtsch Z Mund Kiefer Gesichtschir 14:424

Wangerin K (1991) Gesichtsasymmetrie, Disharmonie des Profils und Fehlbisse. In: Greulich L, Wangerin K, Gubisch R (eds) Konturen der Plastischen Chirurgie. Marseille, München

Wassmund M (1935) Lehrbuch der praktischen Chirurgie des Mundes und der Kiefer, Bd. I. Meusser, Leipzig

Will LA, Joondeph DR, Hohl TH, West RA (1984) Condylar position following mandibular advancement: Its relationship to relapse. J Oral Maxillofac Surg 42:578

Willmar K (1974) On Le Fort I osteotomy. Scand J Plast Reconstr Surg 12 (Suppl):1

Wolford LM, Epker BN (1975) The combined anterior, and posterior maxillary osteotomy: a new technique. J Oral Surg 33:842

Wolford LM, Hilliard FW, Dugan DJ (1985) Surgical treatment objective. Mosby, St. Louis

Wolford LM, Schendel SA, Epker BN (1979) Surgical-orthodontic correction of mandibular deficiency in growing children. J Max-Fac Surg 7:61

Wunderer S (1962) Die Prognathieoperation mittels frontal gestieltem Maxillafragment. Osterr Z Stomat 59:98

Zide BM, McCarthy J (1989) The mentalis muscle: an essential component of chin and lower lip position. Plast Reconstr Surg 83:413

Zuercher A, Hardt N, Steinhäuser EW (1981) Interokklusaler Splint als Rezidivprophylaxe bei totalen Unterkieferosteotomien. In: Schwenzer N, Pfeifer G (eds) Fortschr Kiefer Gesichtschir. Thieme, Stuttgart, S 81

Zeller SD, Hiatt WR, Moore DL, Fain DW (1986) Use of preformed hydroxylapatite blocks for grafting in genioplasty procedures. In Oral Maxillofac Surg 15:665

Bull HG (1997) Bedeutung der Genioplastik als profilverbessernder Eingriff in der ästhetischen Gesichtschirurgie. Mund Kiefer Gesichtschir (Suppl 1):102–104

Bell WH, Brammer JA, McBride KL, Finn RA (1981) Reduction genioplasty: Surgical techniques and soft tissue changes. Oral Surg Oral Med Oral Pathol 51:471

Busquets CJ, Sassouni V (1981) Changes in the inegumental profile of the chin and lower lip after genioplasty. Oral Surg 39:499

Davis HW, Davis CL, Daly BW, Taylor C (1988) Long term bony and soft tissue stability following advancement genioplasty. J Oral Maxillofac Surg 46:731

Epker BN, Fish LC (1986) Dentofacial deformities: an integrated orthognathic surgical approach. Mosby, St. Louis

McCarthy J, Ruff GL, Zide BM (1991) A surgical system for the correction of bony chin deformity. Clin Plast Surg 18:139

Ludwig A, Merten HA, Jäger A (1996) Genioplastik. Langzeitergebnisse nach Kinnosteotomien mit stabiler Osteosynthese. Schweiz Monatschr Zahnmed 106:1015

Merten HA, Hönig JF (1998) Modified channel retracto simplifies sagittal ramus ostetomy procedure. J Craniodfac Surg 401

Park HS, Ellis E, Fonseca RJ, Reynolds ST, Mayo KH (1989) A retrospective study of advancement genioplasty. Oral Surg Oral Med Oral Pathol 67:481

Shaber EP (1987) Vertical interposition augmentation genioplasty with porous polyethylene. Int J Oral Maxillofac Surg 16:678

Thomson ER (1980) Sagittal genioplasty. A new technique of genioplasty. Br J Plast Surg 38:70

Wessberg GA, Wolgord LM, Epker BN (1980) Interpositional genioplasty for the short face syndrome. J Oral Surg 38:584

Wolf SA (1991) The genioplasty: a essential tool in the correction of chin deformities. In: Aethetic contouring of the craniofacial skeleton. Ousterhout D (ed) Little, Brown and Company, Boston Toronto London, pp 409

De Souza Pinto EB, Da Rocha RP, Filho WQ, Cardoso RAF, Tonetti RLV, Cury RC (1997) Morpho-Histological Analysis of Abdominal Skin as Related to Liposuction. Aesth Plast Surg 21:153

De Souza Pinto EB, Erazo PJ, Prado Filho FSA, Muniz AC, Gustavo HS (1996) Superficial Liposuction. Aesth Plast Surg 20:111

Gasparotti M (1990) Liposuction for flaccid skin patients. Presented at Recent Advances in Plastic Surgery Symposium, Sao Paulo, Brazil, March

Gasparotti M, Carson ML, Toledo LS (1993) Superficial Liposculpture. Manual of Technique. Springer, New York

Gasperoni C, Salgarello M, Emiliozzi P (1990) Subdermal liposuction. Aesth Plast Surg 14:137

Hönig JF, El Sigai A (1991) Plastisch-chirurgische Möglichkeiten und Risiken der Körperkonturierung durch Liposuktion und Dermolipektomie bei adipösen Patienten. Akt Ernähr Med 16:188

Hönig JF, El Sigai A (1991) Senkung der Seruminsulinkonzentration durch Liposuktion bei adipösen Pat. Akt Ernähr Med 16:244

Illouz YG (1977) In: Une nouvelle technique pour les lipodystrophies localisees. Rev Chir Esth Franc 6:19 (1980)

Illouz YG (1980) Une nouvelle technique pour les lipodystrophies localisees. Rev Chir Esth Franc 6:19

Münker R (1998) Die ultraschall-assistierte Liposuktion (UAL). In: Krupp S (Hrsg) Plastische Chirurgie: Klinik und Praxis. ecomed, Landsberg/Lech, S 1

Rohrich RJ (1995) Body Contouring. Select Read Plast Surg 7:1

Schrudde J (1972) Lipexeresis in the correction of local adiposity. First Congress of the International Society in Aesthetic and Plastic Surgeons, Rio de Janeiro (Abstrakt)

Toledo LS (1996) Syringe Liposculpture. In: Clinics In Plasic Surgery – An International Quarterly. 23:683

Toledo LS (1999) Refinements in facial and body conturing. Lippincott – Raven, Philadelphia New York

Klein JA (1995) Tumescent technique chronicles. Local anaesthesia, liposuction, and beyond. Dermatol Surg 21:449

Sachverzeichnis

A
Antibiotikum 38

B
Bio-Butress-Kräfte 36

C
Clementschitsch-Aufnahme 19

D
Dish-face-Syndrom 76
Doppelkinnausbildung 64
Doppelimpressiones 30
Doppelmeißel-Technik 51
down fracture 40, 44
Drahtumschlingung, perimandibulär 37
3D-Simulation 25
Dysgnathie 17

E
Erweiterungen
– parasagittal 42
– transversal 42, 45

F
Fernröntgen-Aufnahme 19
Fett
– Anreicherung 64
– Ansammlung 64
– Gewebe 65
– – Kompartiment 65
– Körperrate 65
– Verteilungsmuster 65
– Zelle 65
Fort-I-Ebene 36
Fotostataufnahme 20
Fraktur 19
FRS-Analyse 20
Führungsgummi 55
– Zug 63

G
Gelenk
– Pfanne 19
– Positionierung 38
Genioplastik 59
Gesichts-
– Analyse 3
– Profil 20
– – Analyse 7
– – Prognose 21
– Proportion 7

H
Haut
– Erschlaffung 66
– Retraktion 66

I
Incisura semilunaris 36
Infiltrationslösung nach
– Hönig 67
– Klein 67

K
Kanüle 65
Kiefer
– Höhle 36
– Rand 59
Kinn
– Höhe 7
– Hypoplasie 82
– Osteotomie 60
– Segment 60
– Verlagerung 60
– Vorverlagerung 23
– Weichteile 59
Knochen
– Anlagerungsfläche 37
– Rinne
– – horizontale 47

– – vertikale 48
Kondylenpositionierung 48

L

Lachlinie 12
Le-Fort-I-Osteotomie 38, 40, 44
Le-Fort-I-Osteotomielinie 40
Lindemann-Fräse 49
Lipidektomie 66
Lipoplastik 66
Liposuktion 64ff.
Lippen
– Konfiguration 12
– Weite 12
Long-face-Syndrom 78

M

Miniosteosyntheseplatte 60
Mittelgesichtshöhe 7, 9f.
Modell-Analyse 20
Modelloperation 24
Muskelschlinge 37
Musculus
– digastricus 65
– mylohyoideus 65

N

Nasen-
– Breite 9
– Flügelapproximation 46
– Flügelbasis 46
– Länge 7, 11
– Nebenhöhle 19
– Septum 42
– Spitzenprojektion 7, 11
Nasolabialwinkel 11
Nervus
– alveolaris 51
– – inferior 47f.
– facialis 49
– – ramus marginalis 66
Nn. mentales 61

O

Oberkiefer
– Frontzahnkurve 12
– Hochverlagerung 22, 42
– Kaudalverlagerung 22
– Osteotomie 36
– Splint 26
– Umstellungsosteotomie 28
– Vorverlagerung 22
Oberlippe 12
Oberlippenfrenulum 38
Obwegeser-Meißel 40
Operationssplint 24
Osteosyntheseplatte 45, 53
Osteotomie
– Segment 36
– Spalte 51

P

Plattenosteosynthese 37
Platysmaplastik 64
Positionierungsplatte 39, 53
Processus
– coronoideus 39
– pterygoideus 40
– zygomaticus 39
Progenie 72
Proportionen 8
Prothesensplint 32
Pterygoidmeißel 43

R

Radixprojektion 11
Relation, zentrisch 32
Repositionszange 60
Retrainer-Splint 26, 28
Retrogenie 70
Retrognathie 74

S

Schlüsselsplint 32
Schönheitsideal 3
Schrauben 37
Schwellungsprophylaxe 38
Septumbodenleiste 44
Sinusbogen 44
Spaltungs-
– Meißel 51
– Osteotomie, supraforaminär sagittal 36
– Technik, postmolar sagittal 36
Splint
– Konfiguration 28
– Oberkiefer 26
– Operation 24
– Prothese 32
– Retrainer 26, 28
– Schlüssel 32
– Unterkiefer 26
– Zentrik 24

Short-face-Syndrom 80
Stellschraube 19

T
Trainingssplint 55
Tumeszenz-Technik 67

U
Ultraschallwellen 68
Umstellungsosteotomie
– bimaxillär 17, 51
– Diagnostik 19
– monomaxillär 18
Untergesichtshöhe 10
Unterkiefer
– Osteotomie 36
– sagittale Spaltung 51
– Splint 26

– Umstellungsosteotomie 53
– Verlagerung 30
Unterlippe 12

V
Vena retromandibularis 37
Vertikaldistanz 24, 26, 40f.
Vertikalmessung 40

W
Wangenfettkörper 67
Weichteil-Profilprognose 22
Weichteilverlagerung 23
Weisheitszahnentfernung 19

Z
Zentrik-Splint 24
zentrische Relation 32

Nutzung und Registrierung

Ziff. 1 Urheber- und Nutzungsrechte

1. Die auf der CD-ROM gespeicherten Daten, das Programm, alle seine Softwarebestandteile, die enthaltenen Bilder, die Texte, die Audio- und Videosequenzen, das Handbuch sowie die Programm- und Datenkonzeption – nachfolgend als Vertragsgegenstände bezeichnet – sind urheberrechtlich geschützt. Alle Rechte hieran stehen im Verhältnis zum Nutzer ausschließlich dem Steinkopff Verlag zu, sofern in den Nutzungs- und Lizenzbedingungen nicht ausdrücklich auf Ausnahmen hingewiesen wird. Unabhängig hiervon vereinbaren die Vertragspartner hiermit, die Regeln des Urheberrechts auf die Vertragsgegenstände anzuwenden.

2. Der Nutzer hat die nicht ausschließliche schuldrechtliche Befugnis, die Vertragsgegenstände in der in den Bedienungsanleitungen beschriebenen Weise zu benutzen. Alle anderen Nutzungsarten und Nutzungsmöglichkeiten des Vertragsgegenstandes sind unzulässig, insbesondere die Übersetzung, Reproduktion, Dekompilierung, Übertragung in eine maschinenlesbare Sprache und öffentliche Wiedergabe. Dies gilt für die gesamten Vertragsgegenstände und alle ihre Teile. Der Käufer erkennt mit dem Aufruf des Programms die Rechte des Steinkopff Verlags an dem Programm und sämtlicher Medieninhalte (Patente, Urheberrechte, Geschäftsgeheimnisse) uneingeschränkt an. Das betrifft auch den urheberrechtlichen Schutz an Dokumentationen, die in schriftlicher Form vorliegen oder auf der CD-ROM enthalten sind. Der Käufer darf Urheberrechtsvermerke, Kennzeichnungen und/oder Eigentumsangaben des Steinkopff Verlags an den Programmen, Medien oder am Dokumentationsmaterial nicht verändern.

3. Der Käufer erwirbt mit diesem Programm das nicht übertragbare und nicht ausschließliche Nutzungsrecht für das Programm. Der Käufer erwirbt das Recht, das Programm zur selben Zeit ausschließlich auf einem Rechner bzw. an einem Arbeitsplatz einzusetzen. Der Käufer verpflichtet sich, das Programm nur für persönliche Zwecke zu nutzen. Eine gewerbliche Nutzung bedarf der Zustimmung des Steinkopff Verlags.

4. Für die Verwendung des Programms an mehreren unabhängigen Computerarbeitsplätzen oder in Netzwerken mit der Möglichkeit des Zugriffs mehrerer Terminals ist der Erwerb einer Mehrfachlizenz erforderlich. Die Mehrfachlizenz räumt dem Nutzer das Recht ein, die CD-ROM bzw. die Software zur selben Zeit auf mehr als einem Rechner bzw. Arbeitsplatz zu nutzen. Die berechtigten Personen müssen der Institution des Nutzers angehören (z.B. Mitarbeiter eines Unternehmens oder Benutzer der Bibliothek). Zur Nutzung der Software an mehreren Arbeitsplätzen oder in Netzwerken muss für jeden Arbeitsplatz, an dem die Nutzung möglich ist, eine zusätzliche Lizenz vom Steinkopff Verlag erworben werden. Diese Lizenz wird durch Erwerb einer entsprechenden Mehrplatz- bzw. Netzwerkversion der CD-ROM und die Zahlung des für diese Version jeweils gültigen Kaufpreises erworben. Unterschieden wird dabei die Berechnung nach der Anzahl der eingerichteten Computerarbeitsplätze (Clients) oder die Anzahl der gleichzeitig maximal möglichen Zugriffe auf einen Server (Floating Licence). Im letzteren Fall hat der Nutzer Sorge dafür zu tragen, dass die Anzahl der gleichzeitigen Zugriffe die lizenzrechtlich vereinbarte Zahl nicht übersteigt. Sollte eine Nutzung durch mehr als die vertraglich festgelegte Anzahl an Nutzern erfolgen, so ist der Lizenznehmer verpflichtet, zusätzliche Lizenzen vom Steinkopff Verlag zu erwerben. Im Übrigen gelten für die Mehrplatzversion die gleichen Nutzungs- und Registrierungsbedingungen wie für die Einzelplatzversion.

Der Nutzer verwahrt die Vertragssache sorgfältig, um den Zugriff Dritter auf die Vertragsgegenstände und deren Missbrauch zu verhindern. Im Übrigen dürfen die Daten der CD-ROM, die Software und die Bedienungsanleitung grundsätzlich nicht vervielfältigt werden.

Ziff. 2 Weitergabe

1. Jede Weitergabe (z.B. Verkauf) der Vertragsgegenstände an Dritte und damit jede Übertragung der Nutzungsbefugnis und -möglichkeit bedarf der schriftlichen Erlaubnis des Steinkopff Verlags.

2. Voraussetzung für diese Erlaubnis ist, dass der bisherige Nutzer dies schriftlich beantragt und eine Erklärung des nachfolgenden Nutzers vorlegt, dass dieser sich an die Regelung dieses Vertrags gebunden hält. Ab Zugang der Erlaubnis erlischt das Nutzungsrecht des bisherigen Nutzers und die Weitergabe wird zulässig.

Ziff. 3 Beratung

1. Der Steinkopff Verlag eröffnet die Möglichkeit, zu üblichen Arbeitszeiten an Werktagen Fragen in Bezug auf die Nutzung der CD-ROM an den Urheber zu stellen. Ein Rechtsanspruch auf diesen Dienst besteht jedoch nicht.

2. Die Fragen können die Installation, Handhabungs- und Benutzerprobleme betreffen.

3. Anfragen sind schriftlich oder über Mailbox an den Steinkopff Verlag zu richten. Der Steinkopff Verlag vermittelt lediglich ungeprüft die Beantwortung durch den Urheber bzw. Hersteller. Die Antworten erfolgen üblicherweise in der Reihenfolge des Eingangs. Nicht jede Frage wird beantwortet werden können.

Ziff. 4 Gewährleistung

1. Der Steinkopff Verlag ist nicht Urheber der Daten und Programme, sondern stellt sie nur zur Verfügung. Der Nutzer weiß, dass Datenbanken und Software nicht fehlerfrei erstellt werden können; er wird die Richtigkeit der Ergebnisse seiner Recherche in geeigneter Weise überprüfen.

2. Bei Material- und Herstellungsfehlern und fehlenden zugesicherten Eigenschaften oder bei Transportschäden tauscht der Steinkopff Verlag den Vertragsgegenstand um. Darüber hinausgehende Ansprüche hat der Nutzer nur, wenn er die Vertragsgegenstände unmittelbar beim Steinkopff Verlag gekauft hat. Die Gewährleistung setzt voraus, dass der Nutzer den Mangel unverzüglich und schriftlich genau beschreibt.

Ziff. 5 Haftung des Steinkopff Verlags

1. Der Steinkopff Verlag haftet auf Schadenersatz, gleich aus welchem Rechtsgrund, nur bei Vorsatz, grober Fahrlässigkeit und bei Eigenschaftszusicherungen. Die Zusicherung von Eigenschaften erfolgt nur im Einzelfall gegenüber einem bestimmten Nutzer und bedarf der ausdrücklichen schriftlichen Erklärung. Für Auskünfte nach Ziff. 3 haften weder der Steinkopff Verlag noch der Urheber bzw. der Hersteller. Die Haftung aus dem Produkthaftungsgesetz bleibt unberührt. Der Einwand des Mitverschuldens des Nutzers bleibt dem Steinkopff Verlag offen.

2. Die Haftung der auf den Vertragsgegenständen ausgewiesenen Urheber oder Hersteller ist – gleich aus welchem Rechtsgrund – gegenüber dem Nutzer auf Vorsatz und grobe Fahrlässigkeit beschränkt. Für Fehlfunktionen bzw. Beeinträchtigungen der Lauffähigkeit des Programms, die u.a. aufgrund von Inkompatibilitäten durch Updates oder Patches der Betriebssysteme oder der Videotreiber verursacht werden können, wird keine Gewährleistung übernommen. Bei der Zusammenstellung von Texten und Abbildungen wurde mit größter Sorgfalt vorgegangen. Trotzdem können Fehler nicht vollständig ausgeschlossen werden. Der Steinkopff Verlag als Inhaber der ihm übertragenen Nutzungsrechte und die Autoren können für fehlerhafte Angaben und deren Folgen weder eine juristische noch irgendeine andere Haftung übernehmen.

Ziff. 6 Haftung des Nutzers

1. Der Nutzer verpflichtet sich, Nutzungs- und Weitergaberegeln (Ziff. 1 und 2) einzuhalten. Verstöße können strafbar sein und Schadenersatzansprüche auch der Lizenzgeber des Steinkopff Verlags gegen den Nutzer auslösen.

2. Bei schwerwiegenden Verstößen des Nutzers kann der Steinkopff Verlag die Nutzungserlaubnis widerrufen und die Herausgabe der Vertragsgegenstände verlangen.

Ziff. 7 Datenschutz

Der Nutzer ist damit einverstanden, dass seine Daten maschinell gespeichert und verarbeitet werden.

Ziff. 8 Vertragsabschluss

Der Nutzer verzichtet darauf, dass ihm die Einverständniserklärung des Steinkopff Verlags mit dieser Erklärung zugeht.

Ziff. 9 Schluss

1. Diese Vereinbarung gilt für gelieferte und für zukünftig zu liefernde Vertragsgegenstände.

2. Sollte eine Bestimmung dieses Vertrags unwirksam sein oder sollte der Vertrag unvollständig sein, so wird der Vertrag im übrigen Inhalt nicht berührt. Die unwirksame Bestimmung gilt durch eine solche Bestimmung ersetzt, welche dem Sinn und Zweck der unwirksamen Bestimmung in rechtswirksamer Weise wirtschaftlich am nächsten kommt. Gleiches gilt für etwaige Vertragslücken.

3. Gerichtsstand ist Darmstadt, wenn der Nutzer Vollkaufmann, eine juristische Person des öffentlichen Rechts, ein öffentliches Sondervermögen ist oder keinen deutschen Wohn- oder Geschäftssitz hat.

4. Es gilt das Recht der Bundesrepublik Deutschland unter Ausschluss der UNCITRAL-Kaufgesetze.

If you have any concerns about our products,
you can contact us on
ProductSafety@springernature.com

In case Publisher is established outside the EU,
the EU authorized representative is:
**Springer Nature Customer Service Center GmbH
Europaplatz 3, 69115 Heidelberg, Germany**

Printed by Libri Plureos GmbH
in Hamburg, Germany